赤字病院

V

復の軌跡

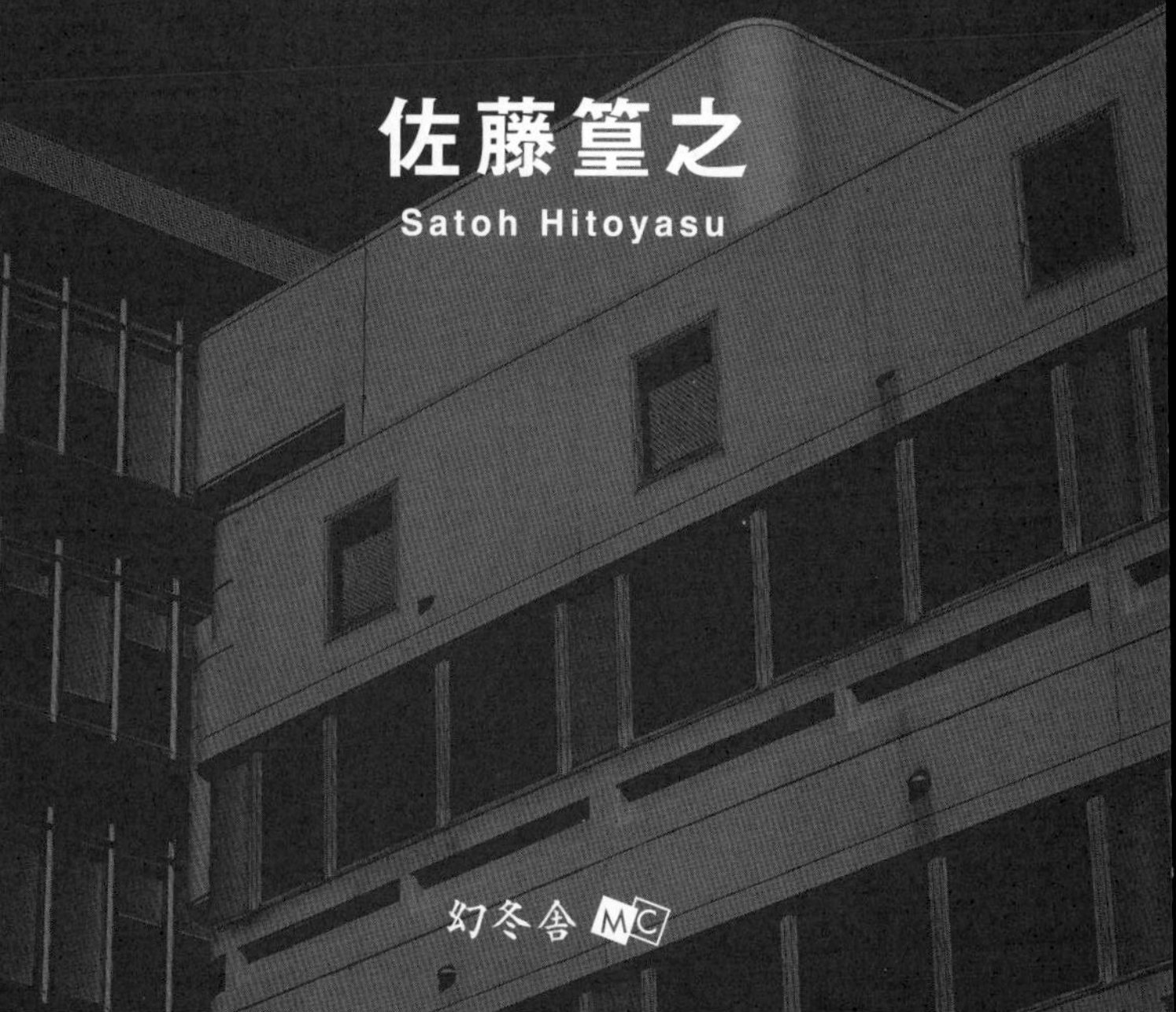

佐藤篁之
Satoh Hitoyasu

幻冬舎MC

赤字病院　V字回復の軌跡

目次

第4章 …………149

編集協力 オフィス三銃士

主な登場人物

●大谷春樹

故人、整形外科医。上山総合病院の創業者で生前は総院長兼理事長。個人病院を一代で県内有数の巨大病院にまで成長させたカリスマ的経営者である一方、毀誉褒貶相半ばする個性的な人物としてもしられる。

●柏原良介

理事長、内科医。国立大学付属病院の院長から上山総合病院経営の総責任者、経営刷新の担い手として着任。全国的に深刻さを増す医療法人経営問題への解決策を心に秘めて、着任早々爆弾発言をおこなう。

●岡田英人

副理事長。大谷総院長の片腕と目された事務方の責任者から理事会に入り現職に。抜本的な病院建て直しの必要性を痛感し、それを実行できる人物として柏原理事長に就任を依頼し口説き落とす。

●高井風二
病院事務局職員。経営企画担当として従来から財務改善の病院側窓口として活動。理事会の方針のもと自ら改善策を考案するだけでなく、外部からのコンサルタントやアドバイザーとの交渉やサポートも務めるが、これまでのところ実績に結びついていない。

●大村次郎
上山総合病院事務長。故大谷総院長時代からの生え抜きでその信奉者であることから、従来からの経営を刷新しようと試みる動きには否定的。悪人ではないが事なかれ主義が身についてしまっている。

●五木正次
大村事務長がヘッドハンティングしてきた新任の購買課長。調整型の事務局職員が多いなか、道理に合わないことはとことん追求する合理的な考え方をし、実行力もあることから高井とは馬があう。

●美山裕子
経営コンサルタント。準大手コンサルティングファームに所属し、数件の病院経営刷新を手掛ける。その経験から、実効性のある改革には経営と現場の一体感が欠かせないとの信念を持つ。佐野会計士から上山総合病院の状況を聞き、その経営建て直しに絶対の自信を感じる。

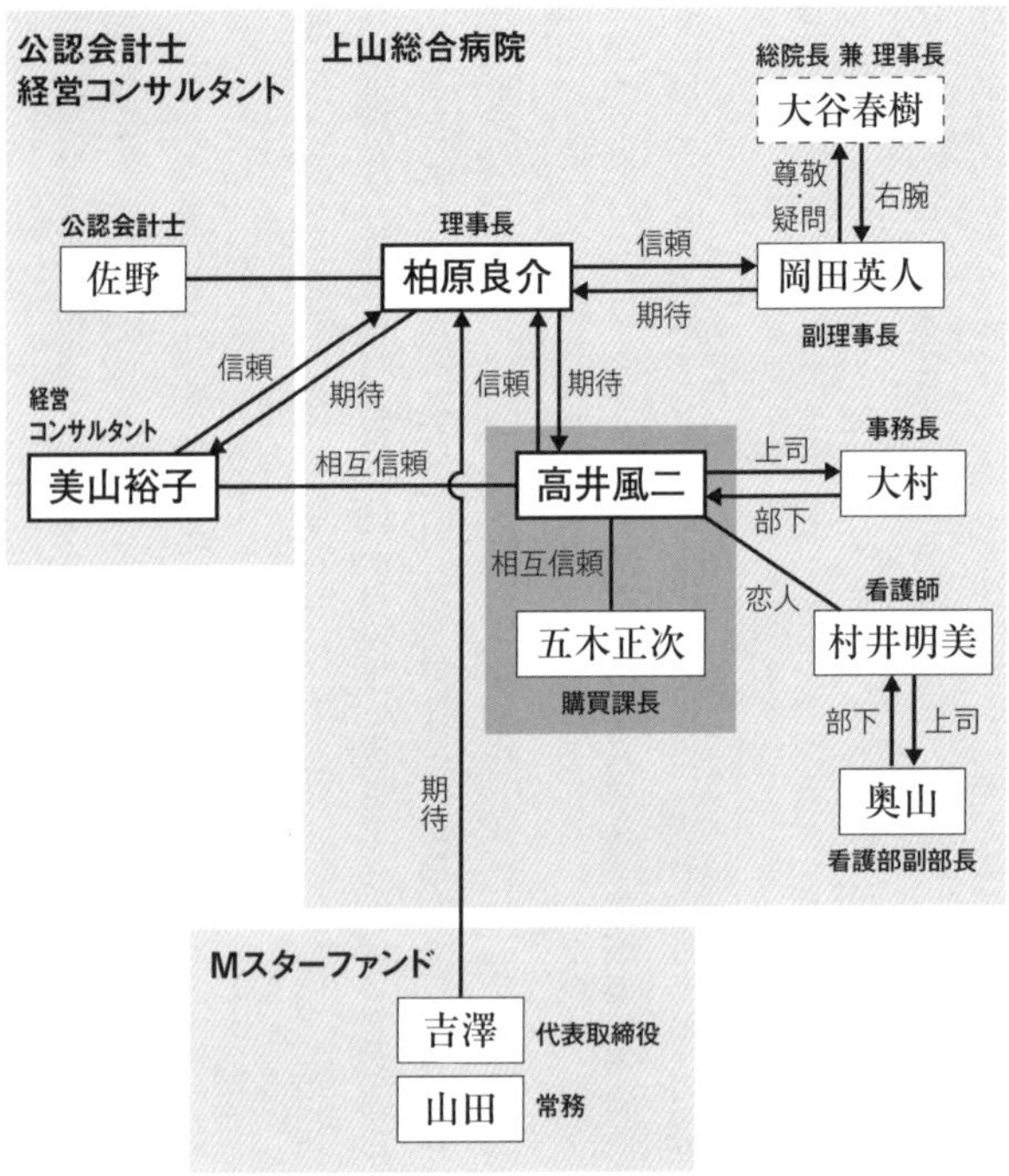
公認会計士
経営コンサルタント
上山総合病院
総院長 兼 理事長
大谷春樹
尊敬・疑問
右腕
公認会計士
佐野
理事長
柏原良介
信頼
期待
岡田英人
副理事長
信頼
期待
信頼
期待
経営
コンサルタント
事務長
相互信頼
上司
美山裕子
高井風二
大村
部下
相互信頼
看護師
恋人
五木正次
村井明美
購買課長
部下
上司
期待
奥山
看護部副部長
Mスターファンド
吉澤
代表取締役
山田
常務

第1章

邂逅、夕闇のなかの出会い

ほとんど日も落ちきった薄明かりのなか、今日の仕事に区切りをつけた高井《たかい》風二《ふうじ》は、病院の正門に向けて歩いていた。平成14（２００２）年に就職してから、毎日のように行き来してきた道だ。

すでに10年以上続けてきた仕事だけに、業務に関してはすっかりベテラン。ただ一方で、当初、感じていた日々のやりがいや新しいことに挑戦したいという気持ちは薄れてきた。とりとめもなくそんなことを考えつつ、先を急ぐ。普段ならこのまま晩酌用のビールと肴でも手に入れて帰宅するところだ。もっとも、今日はこのあとの予定を思い、風二はわずかに気持ちを高揚させて足を速めた。

気がつくと、ちょうど正門付近のいつもとは少しばかり違った光景が目に飛び込んだ。この時間は、普通、自分と同じように日勤を終えて家路を急ぐ職員達が門を出て行くものだが、今日はそれに逆行するような4、5人の影が病院へと向かってくる。

すでに薄暗くなっていることもあり、とくに気にすることもなく近づいていった風二は、2～3メートルほどの距離でやっとその集団の正体を認識した。

まっすぐ前を向き、左右に人をしたがえるようにして話しながら進んできたのは、この上山《かみやま》総合病院の新理事長となった柏原良介《かしわばらりょうすけ》だ。一緒にいたのは、新たに病院長となった木村一元《きむらはじめ》副院長をはじめ、病院の首脳陣ともいうべき面々である。距離があってよく見えていなかったとはいえ、そんな人たちをジロジロ眺めていたことに気づいた風二は、多少のバツの悪さを感じた。思わず目をそらして脇を通り抜けようとする。

いや、さすがにそれは失礼だ。そう考えて直前で足を止め、改めて頭を下げつつ、集団に届く程度の声で「お疲れ様です」と挨拶して通り過ぎた。院長たちはそれに軽く会釈し、声をかけることもなかったが、気のせいか柏原だけが、妙に長く風二に視線を向けていたように感じられた。

正門を出たあとも、風二はボンヤリと彼らのことを考えていた。これからどんな話をするのだろう……あまり明るいイメージは浮かばない。新しい理事長や病院長がやってきては方針が変わり、病院が右往左往しているような気がする。この8年間ですでに3度目のことだ。

ただ正直なところ、それによって病院が良くなることはなかった。むしろ、停滞、行き詰まり、衰退……そんな言葉が思い浮かぶ。風二が働いているのが病院の事務部、なかでも経営状況の数字に触れなければならない部署だからかもしれない。はっきりいえば赤字が続いていた。

風二は働き始めた当時と現在を比べ、自分自身や病院のことを思った。

就職した当初はこうではなかった。学校で経営学を学び、事務職として働き始めた。人の生命を預かって働く仲間たちを少しでもサポートできるように、と大きな希望を描いていた。この病院を立ち上げた大谷《おおや》春樹《はるき》総院長の下で仕事をしていたときには、たしかにそれができていたように思ったものだ。診療科が増え病院がどんどん大きくなっていくのを自分も誇りに感じていたし、なんの疑問もなくただ努力を惜しまずに働いていた。とはいえ、いまになれば、それはそれで問題だったことも分かっている。

まあ、その点は別にしても理事長だった大谷先生が総院長を名乗られたころからだろうか……経営は悪化の一途をたどるようになっていったし、上はそれが分かっているはずなのになんら有効な手を打たず、迷走を続けるばかりだった。風二も最初のうちは経営改善に向けた思いや、先生の方針に沿ったなかでのいろいろなアイデアを上司に提言することもあった。

ただ、そうした声が経営に反映されることはついぞなかった。大谷先生は偉くなりすぎたのかもしれない。なぜ、現場の声が届かないのだろう。そんな風に思うことが続いていた。もちろん現場の先生方や看護師さんたちは懸命に働いており、病院としての役割は十分に果たせていたのだが、経営の方はみるみる落ち込んでいった。それとともに病院内の空気はどんどんよどみ、風二たち事務方も覇気を失った。

もともとの拡大方針にも問題があったのかもしれない。病院そのものが大きくなることが重要で、苦労して建物という不動産まで抱え込む必要はないとして、あるときから病院本体をファンドに譲り渡し、代わりに毎年の賃借料を払うという仕組みを取り入れた。

身軽になるだけでなく潤沢な手元資金も確保した、といわれたものだが、病院経営を現場でみている身からすれば、それは一時的な打開策にすぎないその場しのぎのように感じられたものだった。病院の「ハコ」を維持することすらできなくなったのかもしれない……そう思った時点で、風二の気持ちは折れてしまった。いまは与えられた仕事をこなすばかりだ。

駅までの長い道を歩みながら、病院のこれまでを我知らず思い起こしていた。しかしいつの間にかその意識は過去を離れ、先ほど一瞬目が合った柏原の、自分に向けた視線とその表情に移っていることに気づいた。その視線からなにか微かな予感じみた、胸騒ぎのようなものが感じられたようだった。

そんなまとまりのない思考と予感は、駅の前で手を振っている女性の明るい笑顔によってかき消された。

風二は同じ病院に勤める看護師の村井《むらい》明美《あけみ》と交際していた。その日は仕事終わりに食事に行こうとの約束だったのだが、風二の方が退勤時間が少し遅かったので、駅前での待ち合わせにしていいた。明美は風二より5歳年下で、明るく無邪気な性格だ。専門学校を卒業してすぐに働き始めたため、ちょうど風二から5年ほど遅れて病院にやってきたことになる。ふたりは部署こそ違ったものの、なぜか偶然顔を合わせる機会が多く親しくなったのだった。

風二は人当たりはいいが比較的物静かなタイプで、一緒にいると明美があれこれとしゃべり、その話を聞いているという状況になることが多い。その日もいつものように、風二は明美が話す職場での愚痴や友だち、家族の話、今度のデートではどこにいってみたいなどというたわいない話題に付き合い、ときに相づちを打ちつつ予約していた店へと向かった。

明美は普段から仕事のことを風二に相談したり、院内のうわさ話をすることが多かった。職場の看護師間の人間関係だったり、特定の患者さんに対する不満や文句といったものが中心だ。店に入って食事をつまみ酒も進む。その間も途切れなく明美の話は続いた。もちろん楽しい話もあったのだが、少しずつ酔ってきたこともあってか愚痴も多く、聞きながら風二はわずかにうんざりとしてきた。アルコールも回ってきてややボンヤリとしてきた彼の頭は、知らず知らずのうちにその場の話題から離れ、先ほど会った新理事長や病院のことへと巡っていた。

「じつは、ここに来る前、病院の門のところで新しい理事長たちを見かけたんだ」

明美の話が落ち着いたタイミングで、風二は何気なく先ほど目にした様子を彼女に切り出した。特別、聞いてもらいたいことがあったわけではない。ただなんとなく、頭から離れなかったのだ。

「正直いって、もう長いことうちの病院の状況はよくない……もちろん潰れるような話じゃないけどね。でもこの6年くらいかな、前はよかったのにと思いながら働いている気がするんだ」

そんな風に話し出した彼は、そのまま自分が思う現在の病院の状態について語り、明美に職場というより病院そのものをどう思うかを尋ねた。彼女が勤め始めたのは平成19（2007）年。まだ、病院創始者だった大谷先生が名実ともにトップに立ち、病院の顔であった当時のことだ。明美は病棟勤務で経営や経理に関わっているわけではないから、風二ほどの認識を持っているはずもないだろうが、これまでの8年間に病院がどう変わったかなどについては彼女なりに感じているはずだ。

明美は少し考えて、こう話し出した。

「私はまず大谷先生のころが特別だったんじゃないかと思うな。先生が病院長をされていた下で働いたのはほんの1年くらいだったけど、やっぱりそのあとと比べて働きやすかったし、病院が目的を持って動いていた気がするわ。うまくいえないけど……先輩たちにも、あなたと同じようなことをいっている人がいるもの」

風二は明美の言葉から、彼女が自分と同じような実感を抱いているのを知った。ただ、病棟で毎日忙しく立ち働いていた彼女の知らない部分では、それほど簡単な状況ではなかったことも分かっていた。

新人だった明美が必死に駆け回っていたのは、病床稼働率が非常に高かったからだったろう。その前年、上山《かみやま》総合病院は傘下の野久《のひさ》総合病院と合併して719床という巨大病院になっていた。しかし、そこまでの規模になりながら、いつもほとんどの病床が埋まっているという以前からの状況には、それほど変化がなかったように思う。病床が埋まるのは決して悪くない。ただ、当時も全体的に患者さんたちの入院日数が長めに感じられたことを風二は思い出していた。だが、その状況はいまもそれほど変わっていないはずだ。では、この閉塞感のようなものはなにか。けっきょく、自分たちをはじめとしたこの病院全体が、大谷病院長が残してくれた資産を食いつぶすようにして、生き延びているだけではないだろうか。このままではいずれ破綻などということもあり得る――背中を冷たいものが通り過ぎた。

それからも話題を転じて明美はいつものように話を続け、風二もそれに応えた。しかしその心のなかには、ずっと大谷病院長の面影と正門前でみた柏原新理事長の眼差しがこびりついて離れなかった。

突然の指名

翌日、風二が職場に出ると、上司で事務長の大村次郎《おおむらじろう》が声をかけてきた。

「高井くん、すまないけれどちょっと一緒に来てくれないかな」

「構いませんが、どうかしたんですか？」

「俺も詳しいことは分からないんだが……理事長室に呼ばれているんだ、俺とお前で」

「理事長室」と聞いた瞬間、風二の頭には昨日の柏原の顔が浮かんだ。大村と風二は少々不安な面持ちで理事長室へと向かい、おずおずとノックした。

「入ってください」

室内からは聞き覚えのある木村新病院長の声が聞こえる。それを受けてふたりが室内に足を踏み入れると、そこにはまさに昨日の夕方、風二が帰りがけにみかけた面々が顔を揃えていた。

「お呼びでしょうか……？」

大村が相変わらず不安げに尋ねると、奥のデスクから柏原が声をかけてくる。

「高井くんだね。私は今度ここの理事長を務めることになった柏原です。話は聞いているでしょう。朝の忙しいところ足を運ばせて申し訳ない。じつは高井くんにお願いしたい仕事がありましてね」

「はあ……」、風二が曖昧に答える。

「私はこの病院を根本から変えたいと思っています、最終的には組織そのものをです。君にはその手伝いをして欲しい。まずは部門ごとに収支をきちんと把握し、どこに問題があるのかを明確にできる仕組みを作りたいのです。これは私たち医師がいくつもの検査の詳細データを見なければ診療方針を決められないのと同じで、収支データなしでは感覚で経営改革に取り組むことになってしまいます。それは絶対避けたい。現在その部分に近い仕事をしているのは君だと聞いたのですが、現在のように病院や看護学校、老健施設といった施設単位の収支ではなく、もっと細かな部門単位での収支をみえるようにして欲しい。そのための準備や仕組み作り、必要であればシステム構築などもお願いしたいのです。部門ごとの収支が明確となり問題があぶりだされたら病院にいるすべての職員に協力してもらって解決していくつもりです」

「しかし……」、まるで自分の領分を侵されたかのように、大村が一言挟もうとしたが、柏原から目線を向けられると、すぐに口をつぐんでしまった。そこで風二は、

「それ自体は構いませんが……そのほかの業務もありますので、いますぐにとは……」

と答える。すると柏原は、

「もちろん、すぐに手をつけて欲しいということではないですよ。それに君の仕事に合わせた

調整も考えています。とりあえず、いま話したことを私なりにまとめたものを用意しているから、まずはそれを読んでおいて欲しいのです」。そういってひとまとめになった書類を手渡された。

「分かりました、そういうお話なら……」

そういって風二は資料を受け取った。

「失礼しました」といって部屋を出て少し歩くと、先ほどの話の途中から明らかに不満そうな顔をしていた大村が口を開いた。

「なんだありゃあ。新理事長とはいえいきなり仕事を押しつけて『病院を変えようと思っている』なんて……どうせまたこれまでと同じようなことになるんだろうに。こういう面倒ごとのしわ寄せはいつも事務に来るからなぁ……」

自分たちの部屋に戻りながら愚痴を続ける大村をよそに、風二の気持ちは新たな仕事に移っていた。

たしかに「病院を変える」なんていうのは、新しい経営者の常套句だ。まともに取り合うだけ時間のムダ。現場や事務部の仕事を増やし、日々の業務を圧迫するのが関の山だろう。大村がそんな風に考えるのも無理はない。しかし、風二の脳裏には、柏原の目と彼が語った「組織そのもの」という言葉がしっかり残っていた。

　これまでとはなにかが違うのかもしれない。大村と別れて自分のデスクに戻った彼は、すぐに受け取ってきた資料を読み込み、仕事の段取りを考え始める。そしてこの改革が目標としていることに気づくと心を震わせた。たしかに、これならこの病院も変わるかもしれない……。そう思った風二はすぐに行動に移った。

　まず、この仕事を進めるには、現在の病院組織をより実務的で機能的なものにしていくことが必要だ。そのためには、もっと自分自身がこの病院と組織について知らなければ……。そこで彼は手早く自分の手元にあった業務を片付けると、少し長めの昼休みのつもりで部屋を出て、西病棟のナースセンターへと向かった。以前から明美の話に何度も出てきた彼女の上司、看護部の副部長でもある奥山《おくやま》紀美子《きみこ》に声をかけてみようと思ったのだ。奥山はこの病院の生き字引、経営から人事まで詳しく知っているという大先輩だった。

理事長の思い

　数日前のことだった。その日、大村事務長を昼食に誘った柏原は、席に付いて料理の注文を終えるやいなや尋ねた。

「いきなりですが、まずは病院内、とくに事務部で働く人材について聞かせてください」

大村の方は、病院の経営状況の詳細などに先立って、そんなことを聞かれるなどとは思いもよらなかったらしく、驚きと困惑の表情を浮かべた。

「事務部の、人材、ですか……？」

「ええ、理事長として病院の事務や人事について知りたいので。もちろん、簡単で構いません。幹部のみなさんは以前からお会いしているので分かりますが、この病院の医療現場とはまた別の『現場』で働く方々について教えて欲しいのです」


じつは、同じことを柏原は木村病院長にも聞いていた。


「つまり職員たちについてお聞きになりたい？」

「そうです。彼らは実質的に病院を支える柱のような存在ですから。本来、病院というのは医療の拠点であり、医療の基本は『医は仁術』……利益よりも患者さんの健康や生命を最優先するべきです。しかし、こうした命題も病院自体が危機に陥ればつい忘れ去られてしまうことがあります。経営難のなかにあって利益は無視できませんから。そして、病院の存続に目がいっていると、首脳陣も現場の人間も、どこかで本来の役割から目がそれていってしまう。『貧すれば鈍する』ですよ。つまり、医療の拠点としての病院そのものを成り立たせるためには、やはり『経営』がなければいけません。そしてその力になるのがバックヤードの『人』だと思うのです」

これを聞いた木村は「なるほど……」と答え、しばらく考え込んでいたが「あくまで私見ですが」と前置きをしたうえで、事務職員たちについて語り始めた。もちろん事前に準備していたわけではないからぽつりぽつりとだが、自分の印象や記憶を頼りに、多くの職員たちの名前を挙げては言葉をつないでいく。柏原は、この院長は思ったよりも頼りになりそうだと思いつつその話を聞いていた。

柏原が知る上山総合病院は「滋賀県内で最大の私立病院」だ。事実、患者数も多く、設備も整っている。しかし一枚皮を剝いてみると、その内実はなんとも心許ないものだと分かった。広大な病院の建物や土地はすでにファンドの手に渡っており、賃料という名目で収入の10％以上が吸い上げられている。慢性化した赤字体質に誰もが慣れきって、本当の意味での危機感などどこにもありはしない。経営の専門家ではない自分の目からみても、お世辞にもうまくいっているとはいいがたい状況だ。

ただし病人でいえば、この病院はなにをしても救えないような末期の患者ではない。たしかに重篤な状態ではあるかもしれないが、あらかじめ渡された資料を読み込んだところでは、十分打つ手はある。

「やはり、人が大切だ」

柏原はそう考えた。そのうえで自分なりに病院を建て直すためには3つのプランを実施していくことだと決めていた。まだまだイメージの段階にすぎなかったが、彼のなかではその具体化のために、それぞれのキーとなる人材を探さなければならないという気持ちがまとまってきていた。

3つのプランとはおおよそ次のようなものだった。

まずひとつ目は、部門ごとの収支を出すことで課題を明確にし、解決策を立案、目標を立て、それを達成するためのグループ、シンパを作ること。いくら改革すべしと息巻いたところで、人がついてこなければ仕方ない。そして病院全体を動かすためには、まず呼び水が必要。そんな役割を担ってくれる人間を探し出し、そこから運動に共鳴してくれる輪を広げていくことが大切だ。

続いては院内民主化。どこでもそうだが、ひとりのカリスマの舵取りで、病院という大組織が動いていた時代は遥か昔のこと。ただ現在でも、理事などごく一部の経営陣が文字通り密室で経営判断を下している病院は多い。この病院もそうだ。そんな状態では、いくら「危機は全員の責任」といったところで、誰ひとり真剣になどなれないのが当たり前である。だからこそ、経営の方針、病院の目指すものを全関係者が共有できる仕組みが必要になる。ただし、そこまではさすがに自分の手には余るかもしれない。自分が理事長を務めていることでも分かるように、病院では理事長という経営の責任者を医師が務める例は少なくない。もちろん、なかには経営の勉強をしていたり、素質があったりするような人物もいるだろうが、柏原にはそこまでの思い上がりはなかった。代わりに経営の専門家の力を借りればいいのだ。どうやっても知識と経験を持ったプロには敵わないのであれば、そんな人材を外から招聘《しょうへい》すればいいのだ。

最後は、1番目と2番目のプランを一過性のものにしないためのバックアップ体制、つまり最高責任者である自分が決してブレないこと、そして首脳陣の意思統一だ。院内にはいろいろな考えがあるだろう。改革は痛みを伴う、それを嫌う人間や反対意見は必ず出てくる。そんなときにトップの意志が揺らぐようでは元も子もない。改革など100年経ってもできるはずはないといえるだろう。

だからこそ、自らが改革のシンボルになって反対やサボタージュを許さず、つねに現場での改革に関わるメンバーたちの後ろ盾となることが必要だ。それがこの病院にやってきた自分の使命であるともいえる。正しい経営によって、上山総合病院を、その規模にふさわしい優れた医療とクリーンさを兼ね備えた病院に立て直さなければ……。

ここ数日、そんなことを考えながら上山へ通ってきていた柏原。その日は木村院長と連れだって就任挨拶に回ったあと、病院へ戻ってきたところだった。

帰りのクルマのなかでもプランのことを考えていた柏原は、しばらくは面談を繰り返す日々になるかもしれないなという気持ちだった。木村や大村から聞いた何人かの職員の名前が印象に残っていたし、少なくとも、有能な人材を見抜く目には自信があるつもりだ。ただ、時間はかかるだろう……。

病院の正門前には数人の理事や副病院長、部長といった病院の幹部たちが待っていた。彼らの話を聞きつつ、すでに明かりのついた病院の姿を見上げるように歩いていた柏原は、ふと自分に向けられている視線を感じた。その視線の出所へと目線を下ろすと、そこには30代なかば、働き盛りといった年ごろの男性職員がいる。彼は柏原と目が合った瞬間、ハッとしたような表情をみせてすぐに頭を下げ「お疲れ様です」と挨拶してすれ違っていった。周囲の幹部たちは会話を続けながら歩みを進めていたのだが、柏原はなぜかその男性が気にかかり、その姿がうす暗闇に紛れてみえなくなるまで目で追っていた。

「さっきの職員、名前はなんというんですか」

「さっきの……ああ、高井です、高井風二。新卒からずっとうちに勤めて、いまはたしか経営管理課にいるはずです」

「なるほど……」

その場では風二についての話はそれきりだった。そのまま集団は理事長室に移り、改めてその日の報告と翌日以降の動きについて話し合ったのだが、柏原の頭の隅には先ほどの風二の姿が引っかかっていた。街灯の下に一瞬浮かび上がるようにみえたその顔……真面目そうで理知的、人当たりもよさそうだが、それでいて芯の強さを感じさせる……そんな人物にみえた。

話が終わったタイミングで、再度風二について聞くと、幹部のひとりがいぶかしげながらも答えてくれる。曰く、この病院の生え抜きで、勤続期間は13年ほど。勤務態度は真面目で同僚からの信頼も厚く、上司との関係も良好だという。ただ、従来の経営方針に疑問があったのか、一時期は当時の上司のひとりと何度かもめていたこともあったそうだ。

その話を聞いた瞬間、柏原は頭のなかにひらめくものを感じていた。

「明日の朝一番で彼をここに呼んでください」

「彼って……高井ですか?」

「はい。少し話をしたいんです」

「はぁ……分かりました、事務長に伝えておきます」

「よろしくお願いします」

その幹部は不思議そうな顔をしていたが、柏原の頭には強いイメージが生まれた。高井はきっとこの病院再建の鍵になる。いまの上山総合病院の始まり、大谷元院長が君臨していたころからを知っており、それからの経営に不信感を持っている。これはうってつけだ。彼ならきっと私の考えに共感してくれる。改革の旗手として、第一歩を踏み出してくれるはずだ。柏原はそう考えた。

翌朝、予定通り高井が上司に連れられて理事長室にやってきた。その表情には戸惑いと不安がみられたが、病院の立て直しを手伝って欲しいと伝えたとき、柏原には風二の目に一瞬火が灯ったようにみえた。こうして風二と柏原のふたりが出会い、病院改革の最初の一歩が踏み出されることとなったのだ。

象徴的な問題

「高井はどこまでやってくれるだろう」

自宅の書斎で、柏原はこれまで何度も検討してきた病院の経営資料を眺めながら、そう思った。

　そもそもなぜ高井なのか。机の横に積まれた各種の資料からみつけた名前が始まりだった。最初、目にとまったのは、病院の経営に何人もの先任者がメスを入れた際の、外部コンサルタントとのやりとり担当者としてだった。その過程で、この病院の経営に関わった者がなぜ一様に「改革」を考えたのかは分かったはず。しかも資料には、彼の手で的確にまとめられた、コンサルタントたちへの情報提供のペーパーが、何枚も綴じられていた。残念なことに、実際の改革提案には必ずしも採用されてはいなかったが……。柏原の頭には、風二と会う前からこうした考えがあった。それもあって、第一に彼を呼んだのだった。

　実際に会ってみた風二の印象も悪くなかった。病院改革について話したときの表情は、明らかに隣にいた大村とは違っており、戸惑いながらもどこか熱のこもった、期待するような目で資料を受け取った。少なからず、病院の経営に対して思うことがあったのだ。

「しかし、よくもここまで時代遅れな経営が続いてきたものだ……」

　柏原は改めて資料に目を通しながら、ひとりつぶやく。自分はこれまで、ひとりの医療従事者として理想の医療を考えてきた。国立大学付属病院の病院長としての仕事については、我ながらよくやってきたはずだという自負もある。そこで実感したのは、総合病院である以上、医療と経営とが分かちがたいという現実だった。

だからこそ、自分が身を置くことになった、この上山総合病院の経営を嘆いてしまうのだ。地域に根ざした外科医院からこれほどの規模まで成長し、なんと県下トップクラスの総合病院にまで拡大したのは目を見張るほどにすごいことだ。しかし現状をみるに、この病院の経営方針はかなりピントがずれている。

この国では、2000年代初頭に社会の仕組みが大きく変わった。さまざまな業界で制度改革が行われ、競争原理を導入した新自由主義といわれる方針が志向された。病院経営についても同様で、優勝劣敗。国の医療政策的にみてすぐれた病院に手厚い反面、そうでなければ淘汰されていくような時代になったのだ。事実、これまでの10年余りの間に、かつて全国で1万ほどもあった病院の数は約8000にまで減っている。

ではここでいう「すぐれた病院経営」とはどういうものか？　分かりやすいのが入院に対しての診療報酬だ。

かつて、病人・けが人の居場所を用意することが社会保障の基本だったころには、病院経営とは入院患者を確保することと同じ。院内のベッドを満床とするために1人当たりの入院期間を長くすることが多くの病院で行われてきた。しかし改革以降は違う。入院期間が長びけば、医療の質がそれほどでもないがために患者を治し切れない病院であると評価され、1日当たりで得られる診療報酬はどんどん減っていく。つまり、多数の病床を抱えて患者を長期入院させておくことのメリットはほとんどなくなってしまった。しかし上山総合病院では国の医療改革があってからも病床数を増やし、これをとにかく満床にする方針をとってきた。これでは経営が赤字になってしまうのは無理もない。

ここまで考えたところで、ドアをノックする音が聞こえた。

「ああ、いいよ」

入ってきたのはコーヒーカップを持った妻だった。

「まだ仕事があるの？　ずいぶん遅いわ、お休みになったら？」

「少しみておきたいものがあってね、先に寝ていてくれ」

「分かりました……無理しすぎないようにね」

「そうする、心配いらないから」

柏原はそう答えると、受け取ったコーヒーを一口すすって、再び資料に向き合う。過去の基本方針は、資金を借り入れて病院を拡大していくことですべてがうまく回るはず、というものだった。

しかし、時代は変化する。それを誰もが見逃したというのだろうか。結果的には資産は増大したものの、圧迫された運転資金は慢性的に不足。毎年のように赤字決算を計上するなかいよいよ現金が不足して、病院を動かすこと自体にも支障が出てきていた。

いかんともしがたく、病院の土地建物をファンドに買い取ってもらい、一息ついて経営を立て直す。もちろん、資産圧縮という考え方自体は決して間違いではない。

「ただこれでは……」、柏原は眉間にしわを寄せた。

ファンドから得た資金で借り入れの多くを整理し、当面の運営資金を確保したところまではいい。しかし、そこからなにかが変わったわけではなかった。基本的な病院経営の方針がそのままだったから、入ってくる金額も出ていく金額もそれほど変化するはずがない。当然、借入資金の返済や利息の支払いはなくなったが、ファンドの所有となった病院の賃貸料が必要となる。その結果、毎年の赤字計上が継続し、その累積はファンドから得た病院の運営資金を確実に侵食し続けていた。

「ここから私にできることはなんだ？　なにをしなければならない？」

柏原は重いため息をつき、目頭を押さえながら考えた。もちろん目標は、病院が独自で採算を上げられる仕組みを動かすことだ。

そう考えて再度資料に目を落とすと、その内容はなんとも杜撰なものだと感じる。たしかに施設ごとの収支は出ているがはっきり分かるのはその単位まで。当然ながら部署・部門ごとにどのような収支になっているのかは漠然としたままだ。つまりハッキリとどこに赤字の要因があるのかが分かりにくい。それは現状の院内の組織にも問題があった。手元にある院内組織図も昔ながらのただ形を整えるためだけのようにみえる。

まずはそこからの整理か。いやその前に部門ごとに収支を把握してもらおう。各部門のメンバーたちにそこに関わってもらう。それぞれの仕事の成果が収支という形で現れるようになれば、それだけでも現場は危機感を持ってくれるかもしれない。

そうだ、ここには危機感が足りない。毎年続く赤字決算を公表しているにもかかわらず、それをみているはずの職員一人ひとりはどこか他人事、自分たちの仕事の結果だとは考えていない。危機感と目の前の目標があればこそ、病院の隅々まで自分たちはどう動くべきかと考えるようになるだろう。そうして各部門が自己改革を始めれば、病院はもっとよくなる……。

そこで柏原は今日も顔を合わせた病院の首脳陣たちと、彼らに囲まれるように立っていた高井の姿を思い浮かべてみた。柏原自身すでに還暦を越えており、副院長たちをみても、決して若いといえる歳ではない。恐らく、そんな自分たちが若い職員たちに向けていくら病院改革を叫んでみても、きっと彼らには響かないだろう。

「誰もが納得できる具体的な目標が必要だ」——以前から考えていたことを再度確認したよう

にひとりうなずくと、柏原はカップに残ったコーヒーを飲み干した。

病院内の本音

その晩、風二は明美や彼女の上司である奥山看護部副部長、親しくしているリハビリテーション科の渡辺和広《わたなべかずひろ》課長の4人でテーブルを囲んでいた。先日、理事長室に呼ばれて突然の指名を受けた風二はそのあとすぐに看護部を訪ね、明美を通じて奥山を紹介してもらったのだ。彼女は病院の看護師たちのなかではかなりの古株で、昔からの病院の噂話や人事、経営のことまで知っているということだった。

4人は最初に何気ない世間話などを交わしていたのだが、全員が同じ病院に勤めているということもあって、話はすぐに職場のことに移った。明美が無邪気に尋ねる。

「うちの病院ってまだまだこれからも大きくなっていくんですか？　この間もネットニュースでこの県は回復期リハビリテーション病床が足りないという記事を読みました」

「規模についてならこれ以上大きくなることはないでしょうね。でも、地域医療のことを考えると、いまの病床をもっと回復期用に転換することもでてくるかな」

「ベテランの皆さんは、新しいことが始まると慣れるまで大変って、話されていることが多いですよね」

看護師のふたりがそんな話をしていると、理学療法士の渡辺がそれにうなずきながらいった。

「回復期リハビリテーション病床といえば、僕らが頑張らないといけないんだけど、なかなか新しい機器とか入らないんだよなぁ」

「機器で倹約した分でボーナスでも増えるとうれしいですけどね」

風二がそう切り返すと、渡辺は「それは大助かりだ、仕事のやる気も出るってもんだな」といって笑った。

奥山や明美もこれを聞きながら笑っていたのだが、奥山はふと笑いを収め複雑な表情で「でも、こないだ渡辺さんもいっていたけど……仕事のことを考えると、お金よりも人が欲しいわよね。なんだかどこもバタバタで……今日だって仕事が終わらなくって集まるのが遅くなっちゃったし」

「病床700超えるんですから、看護師のみなさんは大変になってますよね」

風二がそういうと、明美が答える。

「それがたしかにベッドは多いけれど、どの患者さんも入院期間が長いとお馴染みさんになるから手間はかからなくなっていく……いまくらいの人数なら、このままでもやっていけないことはないかしら」

「でもうちは、やっぱりもっと人が欲しいかな」

渡辺がため息交じりにいう。

「やっぱり上の人らにはもうちょっと現場ってものをみてもらわないと……人も機器もいつまでも現状のままじゃムリだよな」

奥山はこれにうなずきながら、「昔と比べるといろいろしみったれてる感じはあるかな。ハコ物を切り離して身軽になったっていっても、だんだん悪くなっていくみたい。昔のことを知ってるとね……若い子からお給料で不満が出てくることだってあるのに」

明美がそれを聞いて驚いたように「そうなんですか?」というと、奥山はうなずきながら答える。

「看護学校の友だちがほかの病院で働いているとかで……場所が違えば待遇が違うのは当然だけど、同じ仕事でもっといい給料をもらっている人がいると思えばね」

さらに渡辺が「けっこうほかの部署でも聞きますよ、そういう話」と自分が聞いたことを話していく。残業や各種手当が十分ではない、憧れの仕事ではあったしやりがいも感じるけれど、待遇に納得できないという声が多く上がっているというのだ。

そうした話に、奥山は「無理もないね……」と応じる。

テーブルの上にわずかな沈黙が流れる……それを破ったのは明美だった。

「大谷先生が院長先生だったときのことみんないいますよね。もっとイキイキ働けていた気がするって」

彼女がつぶやくと、渡辺もそれに同調した。

「時代が違うっていうのもあったかもしれないけど、やっぱり病院として大きくなっていたのはあのころだったし、勢いがあったからね」

「ちゃんと現場もみてくれていたし、みんながあの人についていこうって思えていたもの。ただその分、先生方には厳しい顔をみせていたかもしれないね」

風二はわずかにいいよどみながら「人を惹きつける魅力がありましたね。カリスマでしたから」といった。

「それから来た森先生や鈴平先生は、そうね、なんというか逃げ腰だったわね。改革みたいな話も出ていたけど、ちょっと反対の声が出たらすぐ引っ込んで、事なかれ主義というか……」

「あの時期はうちの病院も停滞してるって感じだったな」

奥山と渡辺はここ数年の病院経営者について思うところが多かったのか、ふたりで話を続け、明美はそれを聞いて盛んにうなずいている。風二も相づちは打っていたのだが、その頭には、大谷院長時代から始まっていた赤字のことや、その後の病院長たちが行おうとしていた病院の経営改革のことなどがよぎっていた。

「どちらにしろ、大谷先生が亡くなったのが一番のきっかけ。それからあとはやっぱり病院の活気はなくなったわよね。医師や看護師みたいに現場に出ていると、そこで必死になって働いているのは変わらなくても、一旦、裏に入ると前より暗い感じ。それに、高井君はずっと頑張っているけど、事務職員の人たちも昔の方が元気があった気がする」

「昔みたいに頑張ってるのをちゃんとみてもらってる、っていうだけでも違う。いまは成果が出ているという実感が薄いんだろうね。仕事に熱意を注ぐだけのやりがいがないというか……だからどこかでどうでもいいって思いながら仕事をしている人もいるような気がする。なかにはそっちの方が楽ができるなんて喜んでいる若手もいるくらいだから、頭が痛いよ」

「それで待遇には満足できないって話まで出てるって……このままじゃこの病院、危ないんじゃないかって考えちゃうわ」

ふたりはそれぞれに思い思いのことをしゃべっている。それを横で聞きながら、明美は相変わらずうなずいてその言葉を肯定するばかりだ。

しかしそんな3人とは対照的に、風二は次第にボンヤリと感情のない表情になり、話に相づちすら打たなくなっていた。そして、ひとり覚めた頭で次第に熱気が入り話を続ける3人を眺めては考える。

設備の無駄が多い、人が足りない、若手の頑張りが評価されていない……問題があるのは分かっているが、その解決法についてはなにも意見がないんだな。「昔はよかった」「変わってしまった」と嘆くのもいいけれど、それでなにか生産的なことができるんだろうか？

同じ病院に勤めているはずなのに、「事務職員」とか「若手」とか「上」とか、全部他人が抱えている問題で、自分のことじゃないみたいだ。自分にも関わる、自分が解決するべきことだとはかけらも思っていないじゃないか。理事長からの依頼を考えるのに奥山さんにいろいろ教えてもらおうと思ったけど、これじゃ……。


風二がなかば諦めに近い感情を抱いていたまさにそのとき、奥山が思い出したようにいった。

「そういえば、新しい理事長ってなにをしてくれるのかしら」

うんざりしたような口調で渡辺が答える。「そうだね……柏原先生、だっけ？　どうせ新しい人が来たって大して変わりはしないんだろう、またあれこれと引っかき回していくんだろうな。いやになるよまったく……」

「理事長といえば仕事がら風二さんも関わることになるんだっけ……また大変になるかもね」、明美が思いついたようにいう。

「そうだね……」

すでに柏原と顔を合わせていること、仕事を頼まれていることは明かさないまま、風二は浮かない表情で一言だけ答えた。ただ、3人にはその表情が、先行きを思って憂鬱になっているものと映ったらしい。そこから彼女らの会話は新しい理事長についての評判を経て、その場にいない同僚についての噂話やさまざまな世間話へ。そうしてしばらく時間を過ごしたあと、その日は解散となった。

仲間たちと別れ、家へと戻りながら、風二は複雑な気分にとらわれていた。恐らく自分も柏原と会っていなければ、今日の会話のほとんどに同意していたことだろう。

これまでの経営陣の交代に振り回されてきた経緯もあったし、病院の赤字経営が慢性化しているのを知っている分、経営への不満はため込んできたものもある。あの場で上層部を悪し様に罵っていてもおかしくない。新理事長についてもそうだ。

しかし、いまの彼の頭には柏原の表情とその「病院を変える」という言葉が浮かんでいた。これまで何度も裏切られてきたかもしれないが、それでもまた微かな期待が生まれつつあった。ただそれと同時に、さっきまで一緒にいた3人のような考え方こそ、病院内では多数派なのだろうという確信もあった。柏原の計画はこれからどうなるのだろうか？　先行きへの不安を抱えながら、風二は暗い夜道を歩いて行った。

現実は強し

その日、出勤した風二はすぐに大村に呼ばれた。数日前とまるで同じだった。

「今度は山下次郎《やましたじろう》副院長がお呼びだよ」

明らかに面倒そうな表情の大村のあとに続いて、風二は山下のいる整形外科の部長室へと向かった。彼らが到着すると、山下は待ち構えていたように椅子をすすめ、すぐに話し始める。

「要件は分かっていますよね？　先日柏原理事長からお話のあった、新しい病院経営の改革案についてです。今回の件は私が現場の責任者として担当することになりました、よろしくお願いします」

「よろしくお願いします」

大村と風二は山下に合わせて頭を下げる。

「一応打ち合わせをしようということで、わざわざ来てもらったわけですが、まあ今日のところは顔合わせだと思ってください……新理事長がなにを張り切っているのか急にいい出したことで、私も困っているんですよ」

山下は笑いながら話し、大村も安心したように応じる。

「ああ、そうだったんですか。副院長も大変ですね、いきなり振り回されてしまって」

「ええ、まったく……外から来るなり全部ひっくり返そうなんて、乱暴なもんですよ」

風二はそんなやりとりを聞きながら、どんどん気持ちが冷めていくのを感じていた。大村は続けて話している。

「きっと、理事長になったからにはなにかでかいことをしないと、なんて考えるんでしょうね」

「大方そんなところでしょうか。大学病院の院長だった人ですから、なんでも自分主導で、思い通りにならないと気が済まないってことかもしれません。まあ、同窓の先輩ですから気安くそんなことをいってしまいますが。ただ、ハッパをかける方はいいとして、実際、動く現場の都合も考えて欲しいもんです……いや、それだけとも限らないかな」

「というと？」

「そもそもあの柏原先生は大学病院の院長先生だったわけですから、次は病院経営でも実績を挙げたいと考えるのは不思議じゃありません。そのためにはうちは格好ですよ。ずっと赤字が続いてる病院ですから、また赤字になってもしょうがない。でも、もし黒字転換に持っていけたら大手柄になる。そうなれば柏原先生の株は急騰しますよね。そんなことも考えているんじゃないかな」

「なるほど、そんなウラが。しかしそれで巻き込まれるのは堪りませんね……」

「まったくその通りです。赤字がどうのといっているようですが、そもそもお国の方針が変わったんで、多少は諦めないと」

そんな風のふたりのやりとりを聞きながら、風二の頭のなかでは先日の晩と同じような思いがぐるぐると回り始めていた。

「分かっていないのはどっちだか……けっきょくのところこのふたりも同じことだ、この病院の人間はみんな分かっていない。ゆでガエルと同じ、大丈夫、大丈夫と思っている間に気づけば周りのお湯はどんどん熱くなっている。そうしてじっとしている間に、絶えきれず死んでしまうんだ。昔を懐かしんでいる間に病院自体が潰れたんじゃ仕方ないのに……」

「しかし、改革といったって、どんな風に変えるつもりなんでしょうね」

「なんだか大きなことをいってらっしゃいましたよね……組織を根本から変えるとか、システムがどうとか」

「そうそう。大言壮語というやつですよ、あれは。そう思うだろう、君も」

そこで大村が急に風二に向けて話を振ってきた。

「それは……お言葉ですが、赤字が出ているのは事実ですよ。それもたまたまじゃありません。

そもそもずっと以前から赤字は当たり前になっています」

大村は少し驚いたような、慌てたような顔で風二をみている。一方の山下は、思わぬ答えに少しムッとしたように反論した。

「経営云々というがね、病院というのは本来地域のため、患者さんのためにあるものでしょう？　そこを実直にやるべきだと思いますね」

「もちろん、その通りだと思います。先生方はみなさんよくやってくださっています。ただ僕が担当しているのは経営管理ですので……どうしても数字が気になってしまうんです」

「赤字続きというが、それでもこれまでうちの病院はうまくやってきたでしょう？　そもそも病院経営なんて華やかにみえて、どこも大変ななかでやっているものです。それはひとえに患者さんや地域に還元していればこそ。いうなれば清貧だろう」

「清貧、ですか……そういう割にはハコが立派すぎませんか？」

清貧なんていえるのは先生たちだけだろう。いや職員たちがいつもほかの病院と比べて給料が低いと不満をいっているのは当然として、医者たちの間にさえそんな声があることも知っている、と考えた風二の気持ちに気づくはずもなく、山下は、

「武士は食わねど、なんて言葉もあるじゃないですか。施設を拡張して、少しでも多くの患者さんを助けられるようにする。そこで費用に糸目はつけない。医療のために身を粉にしている

なんて、まさに清貧でしょう」

　これに風二が答える間も与えず、横から大村が割り込んできた。

「しかし以前はよかったですよね。これだけの本院への移転も思い切って進められた。先生方や看護師さんたちにとっても働きやすく、患者さんが治療を受けられずに困るようなこともない、そんな病院づくりに関わることができたなんて、誇らしい思いで一杯でした」

「ええ、まったく。歴史がある病院ですが、だからこそ設備面には気を配らなければいけませんからね。滋賀で有数の病院誕生に立ち会えたのは本当に幸せだった。それもこれも、大谷先生の力があったからこそ、本当に感謝しなければ」

「大谷先生は医師としてはもちろん、経営者としてもすごい方でしたよね」

「病院の開設から精力的な拡大、十分な利益をキープしつつ拡大を繰り返して県で一番の私立病院をお作りになった。そのうえ、さらなる発展のために病院の不動産をほかに任せるという大英断……」

「そのお陰でいまがあるわけですからね。地方病院でこれだけの規模のところって少ないんじゃないですか？」

「そう思いますね」

「これだけの規模と設備で、改築のお陰で建物も綺麗、病床も多い。あとは自然に患者さんが増えて、経営が上向いていくのを待つだけ、というわけですね」

「そういうことです。ここまで考えてらしたのか……何手も先を読んでらっしゃる方だったということかな」

「カリスマでしたしね……だからこそ、先生の残してくださった病院は私たちが守らないと」

「その通り。いくら大学病院の院長先生から移ってこられたといっても、なんでもご自分の考えるようにできるわけじゃないですから」


途中まで真剣に反論を考えていた風二は馬鹿らしくなってきた。

「ここでこの人たちになにかいったところで、なんの意味もない。彼らにとっては大谷先生の経営はもちろん、そのあとの取り組みすら『素晴らしいもの』ということで凝り固まっているんじゃ……」


創業病院長の行動が、先を考えてのものだったとはとても思えなかった。上山総合病院を作り上げた医師大谷春樹。病院を拡大しようという意欲をたぎらせて猪突猛進し、駆け抜けた人だった。病院を育て上げたことは確かだし、間違いなくカリスマだった。大谷が院長を務めていたころ、たしかに病院全体が活気で満ち勢いにあふれていた。それは誰の目にも明らかだ。

風二も、そのころの病院が好きだった。

しかし、大谷に先見の明があったわけではないだろう。彼が亡くなる以前から病院経営は明らかに袋小路に陥っていたし、病院をファンドに売却したのも、いうならばそれを誤魔化すためだ。尊敬することと盲信することは違う。風二は目の前で嬉々として思い出話に花を咲かせているふたりを眺めながら考えていた。

「このふたりはこの前の3人よりなお悪い、大谷先生の亡霊にすがって、これからも大丈夫と盲信しているだけだ……きっとこの病院の上にはこういう人も少なからずいるんだろうな」

その後5分ほどで話は終わり、彼らはそれぞれの業務に戻っていく。山下と大村は安穏とした表情で、風二だけが暗く沈んだ顔のまま、その日1日を過ごすことになった。

病院は破綻するのか

「こんにちは、新しく当院の理事長となりました柏原良介です」

上山総合病院の大会議室から、院内ネットワークを通じて病院の各部門へと柏原の声が届く。

多少かすれがちでいつもより多少うわずっている、端の方に腰掛ける風二は、ふとそんなことを思った。

理事長を中心に2列に並んだ幹部たちの、生真面目そうな表情もときたま映し出される。だが、最初は当たり前の就任挨拶だと適当に聞き流していただろう院内各所のメンバーたちは、次の瞬間、耳をそばだてることになった。

「この病院は破産します」

真剣な声の柏原がそう宣言した。

「もちろん、いますぐにというわけではありません。ただし、このままでは数年のうちにそうなります」

「まさかっ」と驚いたのは、一般の医療従事者や職員たちだった。大会議室に集まった面々をはじめ、各部署の責任者クラスたちには、病院の経営が必ずしもうまくいっていないことは十分に分かっていた。実際、自分たちの前を通り過ぎていく各種伝票や帳票の数字に多少関心を持てば、それぞれの部門が決して大きな利益を挙げていないことに気づかないはずはない。また、半期ごとに公表されてきた財務資料でも赤字ばかりが続いているのは分かるはずだった。だがひょっとしたら、「そんなことは悪い夢であって欲しい」という気持ちが、いつしか心のなかで事実をねじ曲げてしまっていたのかもしれない。

柏原は風二たちが作成した財務資料を手元に置いて、現実的な予想を淡々と説明していく。

「私たちの病院では、赤字決算が当たり前になっています。これは少量であっても出血が止まらない病人のようなもの。結果がどうなるかは、自明のことだと思います」

誰もがその話に青ざめるなか、風二は柏原が「私たちの病院」といったことに気がついた。理事長とはいえ、つい先日からこの病院に来るようになったばかりの彼が「私たち」という言葉を使った。

最初に理事長室に呼ばれて以来、部門ごとの収支を打ち出すために何回か打ち合わせを行ってきた。そのたびに風二が準備を進める方法の細かいところにまで、修正や指示が出ることを多少うっとうしくも思っていた。だが、たしかに「自分たちの病院」のことなのだから、下の者が持ち込んだプランに真剣になるのは当たり前だ。単にアラを探しているだけではなく、「絶対にここを立て直す」と、この人は心からそう考えているのかもしれない、そんな風に感じられたのだ。

柏原の話は分かりやすくまとめた従来の経営分析から、今後の話へ続く。実際、具体的になにをどんな段取りで進めていくかという内容へと進んでいた。

「将来的には、部門ごとに自分たちがいくら稼ぎ、いくら使っているかをメンバー一人ひとりが理解して働くようになって欲しい。それが最初の目標です」

風二は自分より前の列に並んで腰を下ろした医師たちの不機嫌そうな顔を想像した。

柏原は続ける。

「いまの『稼ぐ』という言葉に、違和感を持った人は多いはずです。でも、考えてみてください。医療を提供するためには病院という場が欠かせません。そして私たちが『稼げ』なければ、この病院はなくなってしまいます。ぜひ、今日から私たち全員で『稼ぐ』ことを考えていきましょう」

まばらに、本当にわずかな拍手の音が聞こえた。

ファンドとの会合

「やはり少し窮屈だな」

つい口からもれたつぶやきを、同行者のひとり大村事務長が聞きつけた。

「柏原理事長、気分でもお悪いですか？」

いやいや、京都という町ではなぜか落ち着かない、という本音がちょっと出ただけだと心のなかで舌打ちするように、柏原は「いや平気ですよ」とやり過ごした。

とはいえ、今日面会に訪れた場所は、彼といえども多少の居心地の悪さを覚えざるを得ないところだった。なんといっても、岡田《おかだ》英人《ひでと》副理事長、大村事務長とともにいま柏原が腰を下ろしているのは、現在の病院所有者であるＭスターファンドの応接室なのだから。

上山総合病院の3人の前にファンドを代表するふたりの男が現れた。

「柏原さん、いよいよ動き出されましたね。新天地でも最初から檄を飛ばされた話、お聞きしましたよ」

吉澤圭典《よしざわけいすけ》代表が少し面白そうに切り出した。

「そんなことはありません。私にできる一番のことを病院全体に分かってもらいたいと思いましてね」

まだ数日しかたっていないのに、全館放送の話がしっかり伝わっている。そんな風に思いながら柏原が答えた。

「まあ、たしかにみな多少は驚いていましたが、現実を共有して病院をひとつにするには理事長のお話は非常に効果的だったと思います」

岡田がサポートするように説明を加える。

当たり障りのない時候の挨拶が終わると、上山総合病院担当として吉澤と同席していた山田《やまだ》真三《しんぞう》常務が3人に尋ねた。

「契約内容の変更についてのご相談と連絡をいただいていますが、どのように見直されたいとお考えでしょう」

「いくつかのプランを準備したいと思っているのですが、まずはそちらのお考えをお聞きしないことにはと、と考えまして」

柏原が口火を切る。

「病院の次の段階を考えると、そろそろ建物などの不動産を引き取らせていただけないかと思っています」

吉澤の表情に変化はなかったが、山田の方は大村に鋭い視線をなげた。それに促されるように横から大村がいい添えた。

「苦しい折に助けていただいて一同感謝しております。今回もまず我々の希望をMスターさんにご同意いただけるかどうかの可能性をお聞きしたいと考えてのことで……」

「大村さん」と柏原が遮って続ける。

「不動産を持っていただいたことで、ずいぶん身軽に活動できていたことは事実です。ただ当然デメリットもある。これからのうちの展開を考えると、そちらの方が大きくなってくるというシミュレーションが出てきたのです」

そこで一息つくように、吉澤と山田の目を順に正面から見据え、

「収入に対する賃貸料の割合が大きすぎます。いまや構造的にみて総合病院が決して利益率の高い業種でないことはよくご存じと思います。そんななか、賃貸料が総収入に対して10％を超えてしまうというのは大問題です」

「柏原先生、そうはおっしゃいますがこれは最初からの合意に基づくもので……」

山田は今度は岡田に向き直って、

「岡田副理事長はよくご存じのはずです。それに自前で病院を抱えていらっしゃったころといまとでは、実際、どちらがゆとりがあるものか――私の記憶に間違いなければ、あのころは半年先の資金繰りで、みなさんずいぶん悩まれていたはずですが」

「それは間違いありません。本当に助かりました。ただし、私の個人的な感覚でいえば、だんだん当時に近い雰囲気が出てきているようにも感じています」

そんな岡田の発言に、少しばかり慌てたような大村が割り込んだ。

「山田常務、決してそんなことはありません。副理事長も『感じ』なんて曖昧なことおっしゃらないでください」

まあまあ、という感じで話を引き取ったのは柏原だった。

「もちろん『喉元過ぎれば……』などというつもりはありません。ただ、半期ごとにお届けしている決算書をご覧になればお分かりのように、建物をお持ちいただいてからもうちの赤字体質は変わりません。その結果、一時的に潤った運営資金も再度底を突いてしまうような予想さえ出てきています」

「その要因は家賃だと?」と山田。

「もし賃貸料がなければいいところまで黒字が出ます。シミュレーションをお渡しして、大村さん。

もちろんお借りしているものを無代にできるはずもありませんから、本来は病院の買い戻しをすべきでしょう。それは難しいとしても、せめて継続的に黒字を確保できる程度の賃料をご相談できないものでしょうか？　恐らくこれまでの家賃支払いを合算すると、当初Ｍスターさんが不動産と引き換えに出されたものと同じくらいにはなっているはずです。そうなれば家賃減免の可能性はあるのではないでしょうか」

柏原はそこまで話すと一息ついた。ほとんど口を挟まず、じっとそれぞれの話に耳を傾けていた吉澤が、低い声で話し始めたのはそのタイミングだった。

「柏原さん、お話は分かりました。ただ、いま説明されたご希望には本質的な部分が抜けているようです」

手元の資料に目を落としながら吉澤が続ける。

「詳しくは改めてみせていただきますが、賃料支払いが減ればこの赤字をわずかでも黒字に転換することはできるでしょう。しかし、それでなにが変わりますか。

ここ数年、総収入はほとんど横ばいが続いています。費用も同じ。その結果の赤字です。ここから賃料減額分の変化が出たとして、財務体質が改善したとは誰も考えないでしょう」

「もちろん、そのための新規分野注力や事業再編の計画です」

柏原が答える。が、

「余力がない、というお話は新規計画のための余力もお持ちではないことだと思います。失礼ですが、この実績から立てた収支予想では新たにサポートしてくれる金融機関はない。当初の契約を見直して賃料を数パーセント減額するだけでは、結果としてなにも変わらないのではありませんか」

いわれる通りだ、柏原は思った。もちろん賃料の問題は病院再建のためのクルマの片輪にすぎない。ただ……

最初のうち、この会合にはあまり乗り気ではないようにみえた岡田が口を開く。

「吉澤さん、外に頼るだけでなくまず自分で血を流せということでしょうか。たとえば現状のままで決算を黒字にできれば話は違うかと思うのですが……」

おや、自分と同じことを考えている、と柏原は感じた。

「じつは柏原理事長の就任前から、本質的な問題点の洗い出しや対応策を実行してきました。たとえば病床数です。すべて急性期病床だったウチの719床から100床あまりを地域包括ケア病床に変更。少しずつかもしれませんが、本来の地域中核病院としての陣容が整ってきています」

そういう岡田の言葉を引き取って柏原が続けた。

「副理事長がお話ししたように、私たちがやらなければならないことはすでに着手しています。そこを幾分かでもサポートしていただけないかと考えてうかがいました」

「賃料見直しは当社の売上げに直結しますから、依頼があったから即見直しというのは無理です」と山田がいい放つ。「話がスタートするとして、最初はまず黒字化でしょう。賃料負担にかかわらず利益を出し、それがさらなる収益事業につながるという確信を持たせてください」

「では、今日の相談へのお答えは」

「先ほど吉澤から申し上げたように、いただいた資料をよく検討させていただきます。ただし、いまうかがった話の程度ではまだまだ難しそうだというのが、担当としての私の意見です」

「たしかにまずは黒字化が大切ですね……」

分かりきったことを大村が話し始めた。その言葉の途中に割って入るように柏原が続ける。

「お話は分かりました。ただし、いずれにせよ上山総合病院を本来期待されているようなものにしていくためには、Mスターさんのご協力が不可欠です。実現性のみえる下準備が整えば話には乗ってくださいますね」

「資産管理会社ではありませんから、当社も未来永劫家賃だけあればいいなどとは考えていません。ただ、失礼ながら現状では、うちに限らず上山総合さんに積極的に肩入れする金融機関はないだろうというのが正直なところです。より客観的な情報や判断が必要でしたら、付き合いのある金融機関をご紹介しましょうか」

足元を見られたかもしれない、と柏原。実際、病院拡大プロジェクトが一応の完成をみた現在の病院稼働の時点では、金融機関からの融資枠を使い切り、財務状況は日常の病院運営に支障を来《きた》しかねないところまで来ていたと聞いた。当然、新たにサポートしてくれる金融機関をみつけられず、膨れ上がった債務を肩代わりしてもらう手段として、Mスターファンドが資産流動化、つまり病院不動産のオーナーになるという方法にたどり着いたのだった。

状況はそのときと変わらない。いや引き換えに手に入れた運営資金でまがりなりにも事業が回ってきた数年間があるだけに、現状の見た目は「病院身売り」時以下かもしれない。

臍《ほぞ》をかむような思いは何度もしてきたが、ここでもまただな……そんなことを考えながら柏原は訪問を切り上げることにした。

改革への仕組み作り始動

上山総合病院では、柏原理事長が就任放送で予告し風二が苦心して作り上げた、部門別収支管理についてのレクチャーが始まっていた。ただこれも一筋縄ではいかない。

院内には診療科だけでも30を超える部門がある。それに看護や診療技術部門、事務系部門を加えると説明とレクチャーの回数は、100回では足りないことになってしまう。もちろん、合同で実施できるところを併せてはいるが、風二は直接の担当としてそのすべてに立ち会っていた。

今日の最初は診療技術部門の検査科。会議室で準備をしていると少し早めに現れた同期の大坪優太《おおつぼゆうた》に声をかけられた。

「お疲れさま、高井。院内飛び回って大変そうだな。おまえひとりでやってるのか」

「いやうちの課の担当で回り持ち。ただ、やっぱり原案を作ったんで、できるだけレクチャーには立ち会うようにはしてるけどね」

「なにか簡単にできる方法教えてくれよ。『目標を出しておしまい』のお前らはいいかもしれないけど、ただでさえ忙しいのに『改善の方法は自分たちで考えろ』じゃ堪んない。だいたい俺らが収支を知るのに、なんか意味があるのかって、みんないってるぜ」

まあそう思うのも無理ないかな、でも自分たちのサイフが分からないままで仕事しているのって不安じゃないんだろうか、というのがここのところ風二の胸のなかで繰り返されてきた感想だった。

「キモが分かればどうってことないよ。逆に自分たちがこれくらい売り上げ挙げてるんだってみえてくるんだから、やる気も出るし、『給料上げてくれっ』もいえるようになるってことだよ」

「ちょっと待て。つってぇことは『全然稼いでないんだって分かって、次のボーナス査定に響いちゃう』というのもあるんだよな」

「おまえが自分の仕事を把握してようがいまいが、けっきょく、責任者には分かってるんだから、業績上げてなきゃ、やっぱりボーナスは期待薄だよな、ハハハハ」

そんな軽口をたたきながら、風二の心のなかには少し違った感想が生まれていた。

実際、部門別収支管理を行うために現場の医療従事者と収支計算のルールを相談していると、各部門がずいぶん形骸化していることが分かった。もちろん、担当や主任クラスの現場に近い人間たちは自分の役割についてしっかり理解しているのだが、上に行くにしたがってそこが曖昧になっていってしまう。たとえば、副院長や各センター長などは責任者とは名ばかり。実際にはなににについてどこまで責任があるのかが決まっていなかったり、部下に当たる各診療科部長に業務命令を下すような機会も皆無だった。

そのせいもあって、どこからどこまでの業務がどの部門が責任を負っている仕事なのかということが曖昧になっており、結果、この仕事によって得られた収入は、どの部門の収入であるのかが明確にならないということもあった。

「いまは人事評価制度がないが将来的には導入する必要がある。そのためにも、客観的なデータなしじゃ、みた感じで『頑張ってるな』とか『最近、不満げな顔してる』なんてところから評価せざるを得ない、なんてことが紛れ込んでくるかもしれない」

そんな風にも考えてしまうのだった。

そうこうしているうちに出席できる職員たちが集まり、配られた資料をもとにこの回の講師を務める大村事務長が、部門別収支管理の必要性から説明を始めた。

先日の柏原理事長の「破産」という言葉が強く印象に残っているのだろう。どの部門でも職員たちの視線は真剣そのものだ。ただし、講師の説明次第で、内容が進むに従ってその真剣味が少しずつ薄れていくこともあった。

今回はそんな様子がだんだん現れてきていた。普通、誰でも変わらないが、あまり自分に関係のないことや興味を引かれないことであれば、誰であれ意識が集中しなくなってしまうものだ。部門別収支管理の意義などという抽象的な内容が長々と続くようでは、職員たちが退屈してしまうのも仕方ない。

中休みの休憩のときに、風二は思いきって大村に声をかけた。

「大村さん、後半の実際の進め方についての説明は僕が変わりましょうか？　誰が話しても同じ内容ですから……事務長、ほかにもいろいろお忙しそうだし」

「そうか、高井くん。そうしてもらえるとありがたいかな。じゃあ、私は事務室に戻ってもいいだろうか」

「もちろんです。あとは任せてください。報告書はまとめて作成して明日にでも事務長のところに持って行きますから」

「ありがとう、じゃあ、僕はここで失礼するよ。あとはよろしく。まあ、実際には君が作ってくれたものだから、最適任者ってことだ。実をいうと本当のところ、いまひとつピンとこないところもあるんでね」

そう話すと大村は自分の書類やＰＣをひとまとめにして、そそくさと会議室を出て行った。

さて、これで要点だけを簡潔に職員たちに伝えられる――そう安心した風二は前方の講師席に移ってメンバーたちに声をかけた。

「さあ、では後半を始めます。すいません、講師変わりました。

繰り返しになっちゃうかもしれませんが、先日の理事長の『潰れる（かも）』には僕も驚かされました。でも、大丈夫です。これから説明することができるようになれば、逆にみなさんのボーナスアップ確実なんですから」

会議室に小さな笑い声が起こった。

部内ミーティング

「自分で講義したはずなんですけど、本当のことというとどうもまだ〝納得感のある〟原価計算ルールというのがよく分からないんです……」

部門別収支管理のための、リハビリテーション科ミーティングにやってきた風二は開口一番そんな話をする。「おいおい、そんなこといっちゃっていいのかい」、その場を仕切る渡辺和広課長は思わず吹き出しそうになった。ただし、実際に会議が始まってメンバーたちの話が多少堂々巡りに陥ってきたとみるや、風二はその場全員の耳に痛いとこへと容赦なく切り込んできた。

「外からみた感じですが、仕事として特別なメリットと落とし穴の両方があるのがみなさんの部門のように思います」

「なんだいそれ⁉」

「入院患者さんなんかには誰でも必要な治療だし、一方で施術の単位が決まっていて定数的に判断しやすい。つまり療法士一人ひとりが自己評価できるところがメリット。それに決まった手順を身につけるのにはそれほど時間もかかりません」

「そんな簡単なもんじゃないんだよなぁ」、後ろの方からそんな声が聞こえた。

「失礼しました。でもある程度は本当ですよね」

そこで彼は一息つく。

「原価計算の仕組みで苦労するようなことはないはずですから、そこであまり議論しても意味ありません。逆に、どうすれば効率的にもっと収入に貢献できるか、そんな先の話に時間を使ったらどうでしょう。

そうそう、落とし穴の話を忘れるところでした。施術単位は一定だから必要な時間も決まってきます。つまり、流れ作業で予定数こなせばOKみたいになりがちじゃないでしょうか」

こちらはあまり面白くない内容だったが、たしかに納得せざるを得ないものだった。病院だけに限らず、どんな仕事にも強みと弱みが存在するのが当然だ。その双方を理解している担当者たちがそれぞれのメリットとデメリットを検討し、そこからいかに収入を上げ、支出を減らすかに知恵を絞る。それが部内ミーティング開催の目的だった。

「たしかに、我々のところは仕事の構造が分かりやすいから、自分たちの収益構成もある程度みえる。逆にいえば貢献している人間、それほどでもない人間がはっきり分かってしまうから、星取り表じゃないけれど、単純に各メンバーの実績と支出部分なんかを週次で公表すればモチベーションも上がると思う」と渡辺。

「また、これまでたしかに全体での情報共有の仕組みがなかったけれど、この部内ミーティングをそれに使えばいいかな。報告とアイデアだし、ちょっとしたところで人柄みたいなものがみえる、というのも分かったし」

「ちょっといいですか」、中ほどから女性の療法士が手を挙げる。

「自分の成績が分かるのはいいと思いますが、患者さんのこれからの人生に関わることを、数字に置き換えるっていうのはちょっといやな感じなんですけど」

そうした質問は必ず出てくる。最初からそう考えていた風二がいう。

「柏原先生にいわれたことを、僕なりに話してもいいですか。

確かに健康や生命は数字には置き換えられない。ただし、収支改善を考えることと患者さんの社会復帰を考えることは相反することではないと思うんです。たとえば、ここにいるみなさんが工夫して、日々行える最大単位数のリハビリを患者さんに提供してもらえると収入が増加します。でもそれだけじゃありません。それは、これまで実施できなかった患者さんにもリハビリが行き渡って、その社会復帰も早まることにつながると思うんです。収支と質、その両方を向上させていくことが、真のプロフェッショナルの仕事じゃないでしょうか」

「そういわれると、我々も『じゃあやってみよう』って気分にさせられるよな」
渡辺が大きな口を開けて笑った。

そんな部内ミーティングから半年、その間にリハビリ科は収支バランスを急改善させていた。どうしたら数字を改善していけるかをメンバー間で検討し合うなかで、一人ひとりの理学療法士たちの意識が変わるだけでなく、技能的な面でも大きく伸びる人材が輩出したのだった。そして、より大きな目標も出てきた。

あの日以来、名実ともにリハビリテーション科の経営改革プロジェクトリーダーとして、努力してきた渡辺はいう。

「病院内でできることはそこそこやり遂げました。現状では人も用具も手一杯といった感じですが、次はここまでの改善成果を持って外へ出たいですね。リハビリは決して院内で完結するものじゃありません。入院が急性期の患者さん向けにシフトしていくなか、退院後の訪問リハビリや在宅リハビリのようなものの需要はまだまだ掘り起こせるはずです」

その言葉通り、渡辺は院内の他部門リーダーたちと情報交換を繰り返しながら、介護部門の新展開の一環としての地域福祉に自分の部門を組み込んでいく準備を着々と進めている。

部門別収支管理のルールに従って収益改善を図るという目的で動き始めた部内ミーティング。しかし、その試みはすぐにより先へと進んでいった。院内のいくつかの部門のリーダーたちが、それぞれの場所でなにが起こっていたかを語る。

●小畑百花《おばたももか》（第5病棟看護師長）、後のモノローグ

「私は元々この病院のプロパーではありません。その点で、初めて聞かされた院内改革というものに先入観なしで向き合えたのだとは思います。

看護師として8年ほど経験を積んだあと、ここへやってくるにあたって目標としたことがふたつあったんです。スペシャリストとしての自分のスキルアップ、そしてこれまで得てきたものを後進に伝えたいというのが、私にとっての大きなテーマでした。ただ、最初は思ったようにはいきませんでした。自分自身の問題もあったでしょうが、それができる状況が病院になかった、といったら少しいいすぎでしょうか。一言でいえば、外見は整っていても魂の濃度が薄かった。仕組みと人、どちらも上滑りしているように感じました。自分でもそんななかで最初の気持ちを失いかけていたときに、柏原先生がいらっしゃり病院全体の頑張りが始まったんです。

結果的にはうまくいって、個人的にもここに来るときに考えていたことが実現できました。

でも、危なかったんですよ。スタートはみんなやる気だったとしても、熱意は冷めるし頑張り続けるって疲れるでしょう。それが続いたのは、トップダウンじゃなくてボトムアップ型で進めたからだと思います。

看護師って日常的に患者さんと接しています。毎日、いろいろな発見があって申し送りやミーティングで共有することは、何年やってもすごくためになる。そこに〝収支〟っていうテーマを通じて新しく〝経営〟っていう見方も求められるようになったわけです。十数人単位の病棟看護師たちが、毎日みつけたり考えたりすることが即時に伝わってくるのはすごく刺激的です。いままで視点から漏れていたお金のことも同じ。自分たちの日常の仕事がどれくらい利益につながっていくのかがみえるのは本当に新しい経験でわくわくしました。程度の差はあっても、みんな同じだったと思います」

●伊東健太《いとうけんた》（臨床工学部）、後のモノローグ

「おいおいそんなことといって、本当にできるんかいな、っていうのが最初の話を聞いたときの感想だったかな。ただ、恐れ入りました。実際成果が挙がったし、最初の仕組みがブラッシュアップして続いているんだから、それは間違いなかったということ。事実がなによりの証明になっている。

積極的に改革運動に参加したようにみえたのには、自分の性格もあったと思います。新しもの好きで好奇心が強い、だから『じゃあやってみよう』という気になった。もうひとつはちょうど仕事が端境期というか、ちょっと停滞してどうにかしなきゃいかん、という時期に重なったところもありました。メインの人工透析の患者さんが2010年代に入るころから少しずつ減ってきて、予算にしわ寄せが来て機器の保守が精一杯、更新が難しいような状態になっていたんです。

だから、現場で工夫しろ、考えろって振られたのはうれしかったですね。責任はあるかもしれないけれど、日々現場に出ている自分たちがイニシアティブをとれるようになるわけですからやる気も出ます。部署内のミーティングでずいぶん議論しましたよ、結構白熱。ただうちの重要な役割の保守/管理というのは、直接的に利益を生まないところですから、そのなかで部門別収支といわれても結構工夫が必要でした。単位時間を指標化してどれだけ効率を上げられるかと考えてみたり、メンバー全員がずいぶん頭を絞りましたね。

それはひとつの例ですが、ここ数年かけて病院全体が変わってきたのは、けっきょく、それぞれの部門が変わったことの集大成に違いありません。つまり、破綻寸前の病院になった責任が我々一人ひとりにあったのと同じで、上山総合病院再生の功績も我々全員のものだってことです。しかもこっちの方は、実際に自分たちに〝達成感〟がある。その自信と成功体験があれば、これからもっと面白いことができるんじゃないかな、とそんな風に感じています」

●竹本鈴江《たけもとすずえ》（放射線技術部）、後のモノローグ

「放射線技師って、ある種の職人気質みたいなものがあると思います。大切なのは〝いい画像を撮る〟こと。それと私たちの部門は自給自足じゃないんです。シャシンを撮るのを決めるのは自分たちじゃない。依頼されたものに応えるという仕事です。一方では、だからこそ院内の全診療科と関わった職場だという特殊性も出てきます。ですから、最初に部門別収支管理といわれたときには、けっこう戸惑いましたね。

あるとき当時の池内《いけうち》経営管理局長が『決定は経営サイドが行います。あなた方はそれを達成することに邁進《まいしん》して』みたいなことをいわれましたが、部署内にそれで安心感が広がったのも当然かもしれません。ただ、私はちょっと違った風に考えていました。

与えられた役割をちゃんと果たしているのに病院そのものが傾いちゃった、では、なんのために一所懸命になるのか分からないじゃないですか。反対に、自分たちで頭を絞った結果なら、失敗しても〝やらなかったことの後悔〟とは無縁です。ですから、積極的に柏原先生がおっしゃった『チャレンジ』を、部内で働きかけたつもりです。

最初のうちは抵抗感の方がずっと大きかった。なにしろ技術者ですから数値目標が大切とい

われたとたんに、『えっ、それより〝質〟の方だろう』と反応してしまうんです。

それでも少しずつ変わってきて、私だけでなく放射線技術部全体が3つのことを考えるようになったと思います。それが〝視点〟〝時間感覚〟〝意識〟です。

〝視点〟というのは、自分たちの撮るシャシンが治療の一工程であるという、考えてみれば当たり前すぎること。毎日毎回の流れ作業ではなく、自分たちの仕事が治療の大切な要素だという感覚が生まれてきました。

つぎの〝時間感覚〟ですが、これはやはり効率性のこと。依頼された撮影に関して十分なクオリティを担保したうえで必要時間を減らしていくというのは、実は技術者にとっては分かりやすい目標設定にもなります。モチベーションアップにもつながる指標になりました。

そして〝意識〟。ここが一番の変化かもしれません。最初に私たちはどうしても職人気質の独立独歩志向が強くなるといいましたが、部内ミーティングを繰り返すなかで部署内の目にみえない垣根がなくなり、同時に病院内での自分たちの立場というか位置づけについて考えるようになってきたと思います。目の前にやってくる仕事をこなすだけじゃなく、それがけっきょくは患者さんたちの受け取り方や評判を通じて病院全体に関わってくると自然に思えるようになっていきました」

努力は実らず

柏原理事長が着任してからほぼ半年。季節はすでに秋に入ろうとしていた。依然として厳しい残暑がぶり返すような日もあったが、さすがに9月が終わり琵琶湖からの風を肌寒く感じるようなことも多くなってきた。

ちょっと疲れたな、夏の間働きすぎたかもしれない――柏原は秋の気配とともに朝の目覚めのときにそう感じるようになっていた。

新理事長としての各所挨拶回りはそれほどではなかったが、病院の財務回復のための準備や交渉ごとにはずいぶん忙殺されてしまった。もともと、みた目よりも頑強な体質だし精力的でもあったから、忙しいのを辛いと思ったことなどない。とはいえ、ここ数カ月はそこそこ堪《こた》えることが多かった。

病院に関して、しかも地域医療の中心ともなる総合病院に、失血が止まらず気がつけば手遅れなどということが、万が一にもあってはならない。そう考え、当初立てた方針に沿って有効だと思われる方策を、次々と実行してきたつもりだ。ただし、目にみえるような成果があるかと問われれば、そういうわけにもいかない。

「半年だ。そんな短期間で大きく変えられるはずなどない」

根っからの負けず嫌いだけに、無理にでも自分をそう納得させるが、その感情のなかには幾分の弱気が隠れていることは誰より本人がよく知っている。そもそも経営上の大きな負担になっているファンドとの交渉が進展していない。たしかに彼らのいうこともっともではある。病院も一個の事業であるなら、しっかり黒字を出すところからがスタートだ――それはまさに柏原の考えそのものではないか！　このままでは行き詰まってしまう医療事業をプラス方向に広げていきたい。そのための病院買い戻し、それが難しければ賃料引き下げを経営黒字化につなげる。そんな計画は「まずは黒字がスタート地点」という言葉で遮られていた。もちろん、A案がダメならB案、そしてC案、D案とさまざまな方策を探るのは彼の得意とするところだ。ただし、どれも現状の突破口とまではいかない。

柏原はそこで風二の顔を思い浮かべた。

「あれは見込み通り、いやそれ以上かもしれない」

満足そうに微笑んだ通り、高井風二は柏原が知りたかった院内の部門ごとの独立収支、つまり各部門の月次収支が分かるような仕組み作りに、ほとんど成功していた。

一方の風二も、自分のデスクでやはりここ半年のことを思い出していた。

ここ数カ月はまるで新人のころのようだったな、と考えるほど夢中になって仕事に邁進してしまった。なんだか柏原にうまく丸め込まれたようにも思うが、それでも楽しかったのは確かだった。院内の各部署を回って、それぞれの責任者やメンバーたちに部門別収支の考え方を理解してもらうと同時に、しっかりした数字を出すためのルールを相談し、病院の本当の状態への認識を共有してもらうのは、思いのほかやりがいのある仕事といえた。

風二が中心となって駆け回った業務だったが、彼は決してその専任になったわけではなかった。多少は分担してもらったとはいえ、本来の経理や経営支援、情報管理の仕事なども抱えたまま。そんなうちにはやはり柏原から念押しされているものもいくつか混ざっていた。

「ほんとに人使いの荒い先生だな」

何気なく口をついた一言に、隣席の西川《にしかわ》一馬《かずま》が反応した。

「高井さん、こき使われていますからね」

「いやいや……」

苦笑いしながら否定する風二だったが、実はさきほどの言葉とは逆になんとなくウキウキした気分に包まれていた。

病院や関連施設のほとんどに足を延ばし、自分が主導した部門別収支管理の仕組みを説明して回った。各部門の収支を出すようになってからは、毎月各部門の会議に参加し、収支改善のための解決策を共に検討し実行してきた。その成果が、やっと形となって明らかになるはずだ。

10月は病院の中間決算を〆る月。それはこれまでも半年ごとに繰り返されてきたことだったが、今回だけはちょっと違うはずだ――部門別収支を意識してもらうことでどれくらい数字が変わるものか、自分たちが動いたことがどんな成果に結びついたか。これまでとはまったく違った見方で月次数字の整合性を細かくチェックしてきた風二には、ある確信があった。

「ひょっとしたら、いや確実に、絶対に半期決算は黒字になる！」

風二はそう信じていた。多くの部署で1年前と今回とでは数字の出方が違っている。ずっと追いかけているからこそ分かるものがある。

琵琶湖にも水面の満《み》ち干《ひ》が起こる。もちろん海のものとは比べものにならないから、気づかない人が多いかもしれないが、岩場をみつめ続けていれば確実に分かる。それと同じことだ。彼はこの半期決算で病院が黒字転換し、そこから一気に勢いづいて自分たちの思いが報われるに違いないという期待にときめいていた。

システムにアクセスし、集計されてきた最後のデータをチェックし、仮決算のコマンドを打ち込む。決算書の書式に整理された数字がモニターに映し出された。

5分後、理事長室のドアがノックされた。

柏原が「どうぞ」の声をかけると、高井風二がプリントされた書類を手に入ってきて一礼した。

「高井くん、どうした」

「先生、この半期の仮決算が出ました」

ああ、もうそんな時期か。しっかりメモしてあったはずだが失念していた、と一瞬戸惑った柏原に風二がプリントしたばかりの決算書を手渡す。

「先生、赤字です。赤字なんです」

「あぁ、赤字なのか」

「すみません、悔しくて悔しくて。200万円、たった200万円足りないんです」

「そうかぁ――」

ふたりは決算書の一番最後の数字をみつめた。

コラム① 企業の回復の条件

山本 昭二 関西学院大学 経営戦略研究科 教授

現在、多くの企業が長年にわたって赤字が続いたり、多くの離職者が出たり、成長性を見込めないなどの現象に見舞われています。こうした窮地に陥った組織を回復させるためのリーダーの行動として「危機感を醸成する」ことは有効な方法です。その際、危機感の中身はシンプルであると同時に現実的でなければ意味がありません。

この病院は、人員整理、赤字部門の閉鎖といった方法をとるのではなく、既存の従業員の再活性化を目指し、部門別の収支の明確化、急性期病床の削減という方策をとっています。ただ、それだけでは十分な成果を上げるところまでは至りませんでした。多くの従業員は頑張った成果を感じて経営改革を肯定的に捉えてくれましたが、これで十分だという雰囲気も残ってしまいます。ＩＢＭを復活させたルイス・ガースナーは、企業文化の変革が達成されるまで徹底した改革を進めました。本当の変革をなしとげるには長い期間を要します。つまりこの段階では、復活への道のりとして重要な第一歩が切られたということが成果と考えられます。

第2章

病院発展と矛盾蓄積

昭和50（1975）年、京都の大学病院で経験を積み、医師としての十分な実力を身につけていた大谷春樹医師が上山市で開業、大谷外科医院を立ち上げた。これが後の上山総合病院となる。

創業から2年半、19床の有床診療所へとなってからの病院拡大は、誰もが目を見張るようなものだった。規模だけをみても、5年足らずで156床の上山中央病院へと病院名を変更し、その8年後には増改築を経て病床を倍増させ、翌年総合病院となった。

その後も社会の高齢化に対応して介護老人保健施設を開設するなど医療関連事業へと進出しながら、平成14（2002）年には現在の病院所在地である上山市野久に200床の野久総合病院を新設、平成18（2006）年にはその隣接地に新築移転した上山総合病院が野久総合病院と統合し、719床という県下最大の私立病院へと成長を遂げた。

開業から30年あまり、病院がこれほどの規模にまでなったのは、たしかにほとんど大谷の情熱と手腕によるものといえる。

そこには時代の影響もあっただろう。ただしそれは、ある意味で諸刃の剣でもあったといわざるを得ない。

１９７０年代後半から１９９０年代初頭まで、日本の勢いが頂点に達した時代に共通した熱気と夢が、大谷のうちに灯ったのはいつだったろうか。たしかに上山総合病院は、県下有数の大病院になった。しかし、わずか30年とはいえ、それまでの間に日本そのものが変わってしまったのだ。結果的に、大谷が思い描いた未来は半ばしかかなわなかったことになる。

野久の地にそびえる巨大病院こそ、半生を通じ、大谷が目標とし続けてきたものにほかならなかった。大きいことは素晴らしいこと。どんな病気やけがであろうと対応できる総合病院さえできあがれば、あとは自然に患者が押しかけてくる。実際、それが肉体的、精神的にさまざまな悩みを抱える患者さんたちにとって、最高のサポートとなっていく。患者さんたちに安心してもらうためには、病院というはっきりと目にみえるアンカー（錨）が必要だ。医師をはじめとした医療関係者たちが果たす役割は大きいが、それ以上に病院という確固とした存在があることが、なにより信頼の基礎になる。

そのためにも常に成長を続けなければならない。大きく、新しく、一番であることが大切なことなのだ。

もちろん「ハコ物」には巨額の資金が必要となる。新築や拡張の費用だけではない、規模が大きくなればなるだけ、維持や更新のための費用もどんどん膨れ上がっていく。しかし先行投資を怠れば、たちまち停滞、そして衰退が始まってしまうだろう。

もちろん大谷には成算があった。膨れ上がる先行投資を回収していくための資金計画は万全と思われた。

副病院長だった現在の木村院長や現副理事長の小野田医師などは、よく聞かされたものだった。

「病院の借金は借金ではないんだよ。呼び水のようなものだ」

新病院の立ち上げや本院の改築新築、病院統合による新たな上山総合病院の立ち上げのために、金融機関からの融資はすでに限度を超えるほどに膨れ上がっていた。しかし、大谷はそれを少しも問題とは考えていなかった。

「これからの日本、医療の役割はもっと大きくなっていく。多くの患者さんたちを受け入れるうちは、受け取る診療報酬もそれに伴って飛躍的に増加する。先行投資が何倍にもなって戻ってくるのは間違いないよ」

社会保障と医療制度の改革、つまりは効率化が国是なのに、そううまくいくのだろうか……。大谷の言葉を聞いた人間の多くはそんな疑問を抱いた。そして結果的にその懸念は現実になってしまったのだった。

県下、最大級の病院になった上山総合病院の年間収入は１１０～１３０億円程度に達していた。ところが毎年のように4億円前後の赤字が続いてしまったのだ。

「貧すれば鈍する」。運営資金が足りないことが、少しずつ病院を蝕むようになってきた。年々進化する医療機器の調達が遅れるのは当然として、日々使用する医療用品やひいては医療従事者の給料にまで手元不如意の影響が出るようになっていた。病院は、相変わらず、診察を求める多くの患者で混雑し、入院病棟には入院患者たちと忙しげに立ち働く看護師たちの姿があった。ただしほんのわずかずつではあったが、その一方で薄い陰りのような気分が、院内に漂うようになってきたことを感じ取る人間もいた。

しかしそれでも表だって大谷に意見できるような状況にはなかった。そもそも院内では総病院長と理事長を兼ねる彼だけが、飛び抜けた絶対の存在だったのである。理事会や経営会議こそあったが、重要な案件を決定していたのは大谷ひとりといってよかった。

病院全体が、すでにその体制に慣れきっていた。初めのうちこそ、疑問を持つ人間もあったが、大谷の病院拡大方針が大きな成果を挙げていくなかで、総院長の考えのままに進めることこそ正解という風潮が当たり前になってしまったのだ。

上山総合病院の頭は大谷春樹ただひとり。しかし、それは果たして正しいことかどうか……。もっとも、そんな状態を心地いいと感じる人間たちが多かったことも事実。難しいこと（面倒なこと）はなにひとつ考えなくていい。自分たちが頭を使う必要もなく、責任を求められることもない。たとえていえば、それはぬるま湯につかった気分に慣れきった感覚だったろう。

しかし、良くも悪くも上山総合病院の顔であり一枚看板だった大谷は、平成24（2012）年にこの世を去っていた。それを境に、それまで多くの者がみないふりをしてきた病院の負の部分と、誰もが否応なく向き合わなければならなくなっていたのだ。

新コンサル登場

その日、風二は病院への客を迎えるために南上山駅へ出かけていた。いつも決算のまとめを依頼している佐野《さの》幸治《こうじ》公認会計士から、来訪の時間が知らされていたのだ。

それだけならこれまで何度も繰り返してきたことだったが、今回は少し違っていた。以前から、柏原理事長が佐野会計士に依頼していた人物を伴ってくるという。新たに動き始めた病院改革に、柏原がぜひとも必要と考えていた3つのプランのひとつ、経営の専門家を同伴すると事前に連絡があった。ただ、風二自身はそれほど期待してはいなかった。

「経営コンサルタントさんとはずいぶん付き合ってきたけど……」

実際、これまでに病院経営を立て直すためということで、コンサルタントに依頼して何度となく経営計画の見直しを行ってきた。もっとも結果が出たことは一度としてない。経営の専門家とはいっても、病院の実情は分からないんじゃないだろうか。そのたびに病院側の窓口として彼らと付き合ってきた風二は、いつからかそう思うようになっていた。

コンサルタントたちの仕事はどれも同じようなものだった。

もともと、ビジネスマネジメントに興味があった風二のことだ。コンサルの仕事がどんなものかは理解していた。「企業経営のアドバイス。情報処理やコミュニケーションのスキルやノウハウを活かして経営課題を明らかにし、その最適な解決策を提示する」、そういわれてしまえば仕方ないかもしれないが、コンサルタントたちのやることはどれもこれも似たりよったりだった。理事長や病院長と話をしたあとは会議室を占領し、指示されて風二たちが運び込んだ多くの資料と何日間も格闘したあと、立派に作り上げた詳細なレポートが出てくる。病院全体の目指すところ、これでもかといった感じに並べ上げられた現状の問題点、目標達成のためのスケジュールなどなど。最初にみたときこそ感心したものの、けっきょくレポート通りの改善などただの一度もできなかった。

何人目かのコンサルタントがまとめたレポートを読みながら、あるとき風二は気がついた。「数字は違うだろうけれど、これは『上山総合病院』という名前だけ変えたら、ほとんどどこの業績不振企業にも当てはまるものじゃないか」。彼はそれまでになんとなく感じていた、なにか納得できない感覚の正体がみえたように思ったのだった。

そんなことを思い出しながら、改札の方をみていた風二の視線の先に、見慣れた姿が現れた。グレーのコートをまとって黒い鞄を携えた佐野会計士。ただ、彼と会話しながらこちらへ向かってきた人物は、少しばかり風二の予想とは違っていた。

「えっ、今度のコンサルさんは女の人なのか⁉」

胸のなかにそんな言葉を飲み込んだ風二の前に立つと、彼女はにっこりと笑って軽く会釈した。

「こんにちは、コンサルタントの美山裕子《みやまゆうこ》といいます。高井さんですね、よろしくお願いします」

小柄で愛想良さそうな笑顔が印象的だった。

つかみがたい女性

初めて出会った際の穏やかなイメージとはいい意味で異なって、美山は非常に実践的なコンサルタントだった。事前に佐野会計士に送っていた仮決算資料を十分検討していたのだろう。理事長室で柏原に挨拶を済ませるやいなや、こういい放った。

「理事長先生、ここで最初の目標を立てませんか。先生の1期目から病院を黒字にしましょう」

「もちろんそうしたいんだが、簡単ではないでしょう。実際、半期もいいところまでいったが最後の最後で届きませんでしたし……」

「いえ、実質は黒字じゃないですか。前年同期2億円ものマイナスをほとんどなくされたんですから……大切なのはその実質です。そこで成果を作り出していくのをサポートするのが、私たちの役割だと考えています。そのためにも柏原先生がいらっしゃって『危機感と改革』を口にされたとたんに、病院全体が奮い立って赤字脱却というのが大切だと思います。そんな風にご相談したところ、佐野先生が素晴らしい方法をみつけてくださいました」

その言葉を待っていたように、佐野が用意していたペーパーを差し出した。

「柏原先生、部門別収支の仕組みを導入されたわけですから、これを機に費用の案分計算を取り入れましょう。法定福利費や通勤費などまでまとめた人件費や、通信費、会議費から交際費や水道光熱費などの費用を、この方法で半期ごとに割り当てます。ざっと概算ではじいてみたところ、暫定的な赤字分をクリアするには十分です。もちろん、期末には合算した数字での決算となりますが、ここまでの実績と試算表をみれば決算での黒字化もはっきりとみえています」

美山が言葉を添える。

「なにより大切なのは、間違いなく『実質黒字』だという点。それに『このままでは破綻』とおっしゃったことの波紋が広がり、半年頑張った結果、病院全体が危機感を持てば黒字にできる！　という気分が隅々まで行き渡れば、その効果はここからの改革への追い風として申し分ありません」

なるほど、とうなずいた柏原の横顔をみながら、風二は少しばかりあっけにとられていた。しかもその後、理事長室に柏原と佐野を残して、現場の打ち合わせだと部屋を移ってさらに驚くことになる。

「実質的な契約交渉は、高井さんがお相手になると聞いています。もちろん、契約できなければどうしようもありませんが、私が調べさせていただいたところ病院はちょうど分水嶺にさしかかっていると思います」

「それはどういうことですか」

「柏原先生の爆弾発言で半年の実績が出ました。素晴らしい効果ですが、長続きはしません。この追い風に乗れるか、ここでまた元に戻ってしまうかは五分五分じゃないかしら」

「そんなにうちはまずいでしょうか」

「いいところがたくさんあるから半期でトントンに回復できたのです。でも、それはできすぎかもしれない、というのは、高井さんよく分かってますよね」

その通りだった。

結果として、上山総合病院は美山の会社とコンサルタント契約を締結することになった。正式契約へ向けた細かい調整中に、彼女は改革へと向けた自分の役割に早くもしっかりした手応えを感じていたのだろう。契約が結ばれた直後に病院へと姿を現した美山の手には、それからほぼ1年間にわたる経営改善計画のスケジュールが握られていた。

「でも、これは経営改善というより病院改革じゃないか」

柏原に呼ばれて、美山版改善スケジュールが提出される場に同席した風二は、そんな風に考えた。その内容はこれまで風二が経験したコンサルたちのレポートとは、まるで違っていたからだ。

美山は翌日からそれまでのスーツ姿ではなく、動きやすいパンツスタイルで出勤してきた。まさに「出勤」という言葉が似つかわしいように、風二たち事務方の職員たちと同じかそれより早い時間に現れては、与えられたデスクで一連の作業をこなし、院内どこにでも出入りできるネームプレートを掛けて足早に出かけていくのだ。

仕事のあとに明美と待ち合わせて、しばらくぶりの夕食をとりながらいつものような雑談を続けていた風二は、当たり前のように尋ねられた。

「風二さん、美山さんと仕事してるのよね。ちょっと不思議なとこあるけど、すごくいい人だわ」

「ああ、でもどこで一緒だったの?」

「あら、ここ2~3日、よく病棟に顔出してるみたい。おとといかな、夜勤のときにいらっしゃって、ちょうど余裕があったんでいろいろお話ししたの」

「へえ、明美のところなんかにもいったんだ」

「これまで、いくつも病院を担当したコンサルさんなんだってね。うちの病院、すごくいいっていってたわ」

翌日、昼食に戻ってきた美山に風二が声をかけた。

「美山さん、うちってどうですか? いいところみつけました?」

「えっ、そうか明美さんに聞いたのね」

おいおい俺と付き合ってることも知ってるのかよ、と風二はあせる。

「働いている人たちがすごくいいの。とくに現場はずいぶんやる気があって。ただ、自分たちでなにをすればいいかよく分かっていなかったり、現場からなにかを発信することに慣れていない。でもそれは、上の指示に従うことをずっとしてきた人たちだからね」

大いに興味をひかれた風二の様子をみて、美山がいう。

「いろいろなところに顔を出してみたわ。そこで次にはちょっと踏み込んだ話も聞いていきたいんだけど」

「たしかに忙しそうでしたね」

「この前いただいた院内組織図とにらめっこしながらね。でも、ちょっと分からないところもあって」

「ええ、どこですか？」

「たとえば、リハビリテーション科。組織上は診療部と診療技術部の両方に所属？」

「ああ、それは仕組み上の話で……」

「そんなことあるわけない！」

美山の声が思いのほか厳しかったので、風二は少し驚いた。

「それじゃリハビリ科の業務はどこに責任があるのか、分からなくなってしまいます。いくら理事長先生から個別収支といわれても、療法士さんたちの方は困りますよね」

そんなこといったって、けっきょく部門の収支が変わるわけじゃないし、と思った風二に彼女は続ける。

「リハビリ部門でキーになるのは渡辺さんかしら。これから具体的なヒアリングをスタートしていこうと考えてるんだけど、付き合ってくれません」

いずれにしろ、それは風二の役割。彼女が持ち込んだスケジュール表では3カ月ほどかけて院内のヒアリングを行うことになっていたが、きっとずいぶん踏み込んだ点まで突っ込んでくるはずだ。そこに病院側の人間が同席しないわけにはいかない。

そんなこんなで、風二はヒアリングの最初からその場に立ち会うことになった。

下準備は整った

美山裕子が上山総合病院に通うようになってからすでに3カ月ほどが過ぎていた。その間にも季節は進んで寒さも少しずつ緩み始め、やがて訪れる春の気配が確実に感じられるようになっていた。

その日、理事長室で内輪での美山プラン発表に臨んだのは、柏原理事長と岡田副理事長、木村院長、小野田副理事長、事務方からは大村事務長に風二といった面々だった。

「みなさん、本当にありがとうございました。先生方、事務方のみなさんが外堀を埋めてくださっている間に、柏原先生がスタートされた内部改革を本格化していくための下準備を進めて参りました」

　勝負服なのだろうか、鮮やかなブルーのスーツを身にまとった美山が、そういって大きく頭を下げた。

　じつは今期前半の決算黒字という実績を最大限に活用して、この間に上山総合病院は再度、建物や土地を自らのものとすることに成功していたのだ。就任早々、Mスターファンドの吉澤代表に相談に赴いた柏原は、それから多少の気詰まり感を覚えながらも折をみて吉澤と連絡を取り続けた。内科医としての長い経験から、なにごとであれ簡単に諦めてしまうことなく地道な努力を続けていくことが、結果的には考える以上の成果につながることを知っていたのだ。

　最初のうちこそ、どうせ新任早々の人間が誰でもやりたがることと適当な対応に終始していた吉澤だったが、やがて柏原の話に真剣に対応するように変わっていった。

「吉澤さん、あの時点で手を差し伸べていただいたMスターさんには本当に感謝しています。ただ、それでもやはり家賃負担の割合は大きすぎます。病院の収支構造からいっても、総収入の10%というのでは、けっきょく破綻を先延ばしするだけになってしまう」

「そこはうちも考えています。緊急避難的に危機を回避できたとしても、それで安心してしまうのは本末転倒ですね」

　そこで一呼吸おいて吉澤が続ける。

「ファンドとしても、万一、病院が破綻してしまえば元も子もなくなります。ただ、いずれにしても当事者は病院です。真剣さ・本気さをみせてください。その最初の証明としての黒字化が重要になってきます」

やはり黒字化か……柏原はそう思った。だからこそ前期の仮決算で風二が持ち込んだ速報値に、柏原はあれほどのこだわりをみせたのだった。会計処理のアイデアでその黒字化に手が届いた。もちろん柏原は、すぐさまその結果を吉澤に知らせた。

Mスターファンドの反応は素早かった。半期とはいえ、約束通りの黒字化を達成した上山総合病院と柏原に対し、吉澤も真摯な対応をみせた。ファンドの出資母体でもあった銀行に掛け合って、一度すべて清算していた病院への融資を再度一から組み直すための仲立ちをしてくれたのだった。

美山が院内のヒアリングに時間を費やしている間に、柏原たちはこちらの対応に忙しく立ち回っていた。もちろん、佐野会計士や美山の各種アドバイスがあったとはいえ、基本的には大型融資の実行と、それをもとにしたMスターファンドからの病院買い戻しは、まちがいなく柏原たちの功績といえた。

外からみるだけではなにひとつ変わらないとはいえ、病院は去年までのものとは違う、間違いなく自分たちの手元に戻ってきたのだ、という事実が、そのことを知る風二の気持ちを明るくしていた。そんな彼の隣では美山裕子が、ここからが本番とばかり病院の改革プランを説明し始めていた。

美山プランとそのポイント

「『鉄は熱いうちに打て』は、間違いなく現在の病院のための言葉です」

美山はその場の全員に念を押すように話し始めた。

「改革のための絶好の機会は、いまです。お時間をいただいたヒアリングで現状の問題点がはっきりみえてきました。柏原先生が率先された部門別収支管理が成果を挙げているこのタイミングだからこそ、そんなおかしなところを一気に立て直し、次のダッシュへつなげる仕組みを立ち上げるときだと思います」

そこで一息入れ、ペーパーに箇条書きしてある内容に進む。

「まず、幹部と病院内の全職種中心メンバーで情報を共有し、院内の意思決定プロセスを透明化します。そのためにはミーティングの場で即断即決を行う体制を根付かせることです。現状での一番の問題点はその仕組みがない、もしくはあやふやなままという点。まず手始めに新たに取り組む事業について部門ごとにまとめてもらうというのはいかがでしょう。最初の目標としては十分効果的です」

何人かに驚きの表情が浮かんだ。改革といってももう少し手加減したものが出てくると予想していたに違いない。

「これまでの病院の赤字は、幹部やリーダーだけではなく全職員の問題。この病院の全員が関わっていることです」

厳しい声で美山がそう告げた。

「そこで第1段階での準備が整った時点で、全職員を対象とした全体会議を開いて、ありのままにここまでの経緯を説明して現状を共有しなければなりません。そのうえで、全員が改革の主体になって欲しい、そうならなければならないということを周知させます。もちろん、具体的な活動のためにはリーダーが必要になりますし、各部門を超えた情報共有の重要性を理解していただく必要も出てきます。ただ急にそういわれても、最初からそんな準備ができている方などいません。各部門を引っ張っていけるようになってもらう必要があります。研修でそのための準備を整えていくつもりですが、リーダーの方々が大きなポイントになるのは間違いありません。それぞれの部門が改革のユニットとなって機能していくためのアクセル役になってもらいたいのです。研修は私と事務局の方々が中心になって、理事長先生、院長先生にお願いする内容も出てきます。ただ、そこまでやってもまだ不足です。

今回の組織改革によって、部門ごとの独立性が高まりますがそれだけでは不十分。それと共同で両輪の働きとなるのが、院内の実践的な指令系統や連携などの調整です。これもリーダーの役割。具体的には、リーダーは部門内をまとめ上げて各組織がしっかり利益を生み出す形にすることと、部門別の目標設定を病院全体の業務のなかに位置づけたり、新展開プラン実現のための院内調整や承認、予算取りのような実務も出てきます。この第2段階を進めることを考えてもリーダー研修がこの改革の成否のカギだと考えています」

会議の最初に参加メンバーに渡されたペーパー上では、簡潔にまとめられている内容。ただ、実際に起案者の美山の口からこうして説明されていくと、それは従来の上山総合病院の体制を根こそぎ新しいものにしてしまうものだった。彼女のサポートで個別の内容を理解していたはずの風二でさえ、改めて「これは大変なことになる」と実感した。

病院の首脳部とはいえ、改革がここまで踏み込んだ実践的なものになることを、予想していた人間はほとんどいなかったはずだ。もちろんその場の美山の説明だけで、改革プランの全体像を理解することは難しかったろう。しかしそうはいっても、初っぱなの組織改編だけでも、美山プランが従来までの上山総合病院を一変させるものであることは分かった。参加者たちの多くが多少なりとも戸惑っていた。

その沈黙を破って、副理事長として病院経営にも参画する医師の小野田玄《おのだげん》副院長が声を上げた。

「ずいぶん踏み込んだプランですね。どうせやるなら、徹底的に、というのは大賛成です。ただ、実際の現場の医師や職員たちにどんな風に参加してもらえるかがちょっとみえないなぁ」

「小野田先生のおっしゃる通りです」

美山が大きくうなずいた。

「ここまでの第1段階、第2段階が実際効果を挙げられるかどうかは、その先にかかってきます。実際にそのベースとなってくるのは部内ミーティング以外にありません。部門別収支を出すための仕組みとして生まれた部内ミーティングを、改革のための草の根組織に作り変えていきたいと考えています。部門ごとに納得感のある収支計算の方法をメンバー全員で考えたのですから、各自が自主的に活動する準備はできているはずです。一人ひとりだとくじけたり後回しになったりしますが、全員参加の仕組みがあればそれも防げます」

ここまでの院内ヒアリングで、彼女は確実な手応えを得ていた。個別のヒアリング以上に各部門の部内ミーティングに参加することの方が収穫は大きかった。じつは、そこにはふたつの目的があったのだ。院内の情報収集によって部門ごとの課題をあぶり出すというだけでなく、改革実行に際しての強力なサポーターとなる文字通りの「人財」を探すために必要なステップという側面も強かった。

どれほど業績を挙げている組織であっても、完璧なところはあり得ない。その反対で破綻寸前の企業にも磨けば光る人材は必ずいるものだ。ただ、優れた素材を活かすだけの仕組みがなく、人材にモチベーションを与えるきっかけを逸しているというのが実際のところといえる。これまでの仕事で美山はそんな確信を抱いていた。その点、表面上はよどんでいるようにみえた上山総合病院はまさに典型だった。まだ磨かれていない原石が実際に何人も何人も隠れている、そのことが3カ月間で彼女にはよく分かった。

「最後の仕上げ、ホップ・ステップ・ジャンプのジャンプに当たるのがこの新しい部内ミーティングだと考えています。リーダー研修そのものがこの改革に部門の全員をいかに熱意を持って参加させていくかの準備といえるのです。改革が成功するかどうかは、けっきょく病院全体、その一人ひとりが現状を自分たちの責任だと意識し、必死でそこから抜け出そうと努力できるかどうかにかかっています」

リーダー研修

「ちょっと違うんじゃないかなぁ」

つい、ひとり言がもれただけのようにも感じられる一言だった。ただ、静かな会議室でのことだけに、その発言はいやでも、その場に参加しているメンバーたちの耳にはっきり届いた。

本格的な病院改革の準備第2段階にあたる、何回かに分けられたリーダー研修が始まっていた。その日、会議室に集まっていたのは、診療部内のいくつかの診療科と看護部のいくつかの病棟、そして事務の総務・人事担当者など、十数名だった。

声を上げたのは、多少はねっかえり気味だと院内でも知られた内科の東野浩介《ひがしのこうすけ》医師。ただ、まさか自分の一言が全員の注目を浴びることになるとまでは思っていなかったらしく、講師を務める美山の視線を浴びると、ちょっとばつの悪そうな表情をみせた。ただし、「どのあたりを疑問に感じるんですか」と彼女に声をかけられると、その問いに応えるようにしぶしぶ立ち上がって話し始めた。

「医は仁術、という理想ばかりをいいたてるつもりはないよ。ただ、最終的にはひとの生命と向き合うのが僕らの仕事です。その一番大切なところを忘れては、医療という仕事自体成り立たない。今日の話を聞いていて、そこが引っかかったということ」

ただ気弱さをのぞかせるように、最後はこうつぶやいた。

「もちろん、それがすべてじゃないだろうけど……」

「先生、それはいうまでもありません。生命が一番大切です」

美山が優しい声で引き取った。

「効率最優先、みたいに聞こえたとしたら、私の説明が悪かったのです。みなさん、ごめんなさい」

東野のひとり言は、多かれ少なかれその場の多くが感じていたことだっただけに、彼女の答えにはあちこちで「ほう」という声が聞こえた。

「ただ実際は、効率化が一番大切な生命を救うことに直結すると、私は信じています。柏原先生が病院にいらしたときに『この病院は破綻します』と話されたと聞きました。私の見方はもっと厳しい。『もう、破綻している』のです。これまでの惰性で生きているようにみえているにすぎません。待ち構えているのは〝突然死〟です」

何人かがその言葉に青ざめた。

「突然死した病院は、絶対患者さんの生命を守れません。でも、柏原先生の一石で、半期とはいえみなさんは黒字を達成した。経営を黒字にできるんです。生き残る力も能力もある。あとは、もう二度と赤字に戻ってしまうことがないようにすればいい。そのための部門別収支管理や効率化だと考えられませんか。効率化と生命を救うことはダイレクトにつながっています」

なんだか狐につままれたような気もしたが、いろいろとよく分かっているはずの風二さえ、改めてストンと腑に落ちるような説明だった。同じように、多くの人間が納得いったのだろう。その後の研修には、ほかの回とは違った熱気がこもっていたようだった。ちょっとおかしかったのは、話のきっかけとなった東野医師が、ひときわ熱心に前向きな意見を出していたこと。実際、その後の内科での活動でも、彼は積極的なリーダー役としての役割を果たしてくれるようになっていった。

「多くの原石が眠っている」といった美山の言葉はこういうことだったのかもしれない——あとになって、あるときから改革の動きが草の根のように病院内で伸びていくのをみたときに風二は、初めてそんな風に実感したものだった。ただそこに至る前には、やはりいくつかの波乱は避けられなかった。

必要なのは人

まだまだ、気を緩めることのできない財務状況が続いていた。とはいえ、ことあるごとに美山から準備段階の報告を受けていた柏原や木村は、少しずつだが病院が正常な方向へ進みつつあるという実感を持ち、院内の主要メンバーたちともその感想を共有するように努めていた。

そんなとき、副院長のひとりで整形外科の山下が耳寄りな話を持ち込んできた。

「先生、美山さんはよくやってくれているけれど、ちょっと頑張らせすぎじゃないでしょうか。いくら優秀でもたったひとりに抱え込ませるのはかわいそうだ。

じつは先日の学会で大阪中町病院の三隅《みすみ》先生と会ったら、見事に経営健全化を成し遂げたスタッフを紹介してもいいというんです。いまは事務方の高井くんがほぼ専任みたいな形でサポートしてますが、実際、病院側の経営管理の責任者として、美山さんと四つに組んで活躍できるくらいの人間をそろえてもいいんじゃないでしょうか」

柏原は美山と風二の手腕を大いに評価していた。ただし、上山総合病院での経験が長い木村や山下から、院内への押さえが効く人材といわれればそれも道理だと思えた。

ふたりとスケジュールを合わせた柏原がさっそく会ってみた相手は、池内太郎《いけうちたろう》と名乗った。40代初めだろうか、シンプルだが清潔感のあるスーツ姿は〝キレル〟ビジネスマンを思わせた。そんな第一印象そのままに、池内は自信に満ちた自己紹介に続いて、どのような考え方と方法で大阪中町病院を変えたかの概要を語ってくれた。

要は改革の司令塔がブレることなく確固たる決意で方針を示し、病院全体で再生という大きな目標を追求していくしかない、という彼の話に強く同意したのはまず木村だった。

「その点、うちでは理想的な下準備が整っています。こちらの柏原理事長のショック療法が効果を上げて、院内は目にみえて変わりました」

「ファンドから病院を買い戻したことで、先生方だけでなく全職員まで〝自分たち〟の病院という意識が高まっている様子です」と山下が続けた。

池内はちょっと首をかしげる風をみせたが、

「正念場はこれからでしょうね。自然のままにしておくと熱気は必ず冷めます。そうしないためにも、しっかりアクセルをかけ続けることが大切。とはいえ、理事長先生やほかの先生方にはもっと大切なお仕事がありますから、その役には別の人間を当てるのがいいでしょう」

「実際、そのための細かい仕組み作りにかかっている段階です」

と柏原が話を引き取る。

「それを全部先生方がリードされているのですか？」

「いや、さきほどいわれたように、我々にそこまでの余力はありません」

「今回、お付き合いを始めたコンサルタントさんが細かいところまでプランを作ってくれましてね」

「事務局と協力して現場もすべて担当してくれています」

木村と山下が状況を説明した。

「はぁ、コンサルさんが現場まで関わっているのですか。至れり尽くせり、といったところですね。ただどうでしょう、やはり改革は当人たちの手でやってこそ本当の成果につながってくるし、意味のあることだと私は思います」

そこで一息ついて、なにか考えるような仕草をみせたあと、池内はまっすぐ柏原の目をみてこういった。

「もしご縁があってお手伝いさせていただけるようなら、これまでの私の経験は間違いなく貴院のお役にたつものだとはっきり分かりました」

柏原自身もそんな彼の自信たっぷりの言葉に安堵感を覚えた。木村院長と目を合わせるとかすかにうなずく。最初から乗り気だった山下の気持ちはいわずもがなだろう。

それから小一時間ほど、多少踏み込んだ病院の状況などについての説明と質疑応答が繰り返されたあとには、上山総合病院の首脳3人の気持ちはしっかり固まっていた。

「池内さん、では細かい点についてはうちの事務長から連絡を入れていただくようにします。すでに動き始めていますから、タイミングを計りながら参加してもらい、一気に勢いに乗せていきたい。いや、ぜひお願いします」

そんな柏原の言葉でその日の会合は終了し、池内を病院に招くことが決まった。

期待の新たな人材⁉

美山が中心となったリーダー研修がほぼ全メニューを終了するころ、事務方に新しいポストが生まれた。事務長と同格の経営管理局長として池内がやってくることになったのだった。

もともと風二と美山のデスクが置かれていた一角は、彼の机を含めたスペースを作るためにパソコンやパーテーションなどを新たに設置するレイアウト変更が行われた。その作業を横目で眺めながら毎日のようにリーダー研修を主催していた美山だったが、ある日、付属施設での研修を終えて建物を出ると、そこに風二の姿があった。

「あれ、どうしたの。たまに別行動でも1日の終わりには情報共有したくてやってきたというところ？」

「茶化さないでください。例の池内さんが登場して陣取ったんですよ」

「あら今日だったかしら。仲良くやっていけそう？」

そういいながら彼女は、風二がわざわざやってきたからには、なにかうまくいきそうにないことがあるな、と考えていた。

「まあ。僕にとっては上司格ですから仕方ないかもしれないけど、いろいろ質問が多くて」

「最初だからね。いくら事前に計画プランや実施概要、報告なんかを渡してあっても、直接聞かないと分からないこともあるわ」

「ただ、ちょっと的外れみたいなんです」

「どんなところが……」

「ほら僕ら、いや美山さんは基本は現場だってところから始めてますよね。でも池内局長は違ってるかな」

そう話して、風二はしっかりその日の会話を思い出すように、一端口を閉じた。

「たとえば、このリーダー研修も現場に動いてもらうため、というところは変わらないんです。ただ、池内局長はどうも経営管理が決めた方針を現場が忠実にやり遂げることが大事って考えてるようで」

「自主性は求めてないってこと？」

「そんな感じなんです」

「それじゃ、うまくいくはずない！」

ときどき、美山はサラッと厳しいことを口にする。風二はこれまでに何度かそんな場面に出くわして驚かされたものだが、今回もそれだった。彼女の表情は非常に厳しいものに変わり、眉間《みけん》に微かに刻まれたしわと固く結ばれた口元から、なにか思い詰めたような雰囲気が漂った。

翌朝、昨日からの出勤だった池内と美山の最初の打ち合わせがもたれた。事務長の大村とともにその場に立ち会った風二は、昨日の美山の表情を思い出して、ずいぶん感情をコントロールしているな、と彼女の別の面をみせられたように感じていた。もちろん、そこには立場の違いもある。新たに登場したとはいえ、池内は病院側の現場責任者になる人間、美山は彼をサポートする外部スタッフなのだ。

「美山さんの改革プラン、勉強させてもらいました。すごく緻密ですね。強いていえば少し準備に時間を掛けすぎかなというのが感想です」

自信たっぷりの池内はにこやかだ。

「私の大阪での経験でいえば、『鉄は熱いうちに打て』。半期で黒字を出しファンドから病院を取り戻したこのタイミングで、もっと攻勢をかけてもいいかと考えます。通期の黒字を少しでも大きくしていきたいところですよね」

「『鉄は〜』というのは、私も同じ気持ちでした。院内のヒアリングに時間かけすぎたかもしれませんね。すみませんでした。とはいえ、そこで得られたものも大きかったと思っています。これからが改革の本番です。その強力な仲間たちと出会えたのが大きいと考えます」

「もちろん現場のメンバーには十二分に働いてもらわなければいけませんよね。ただ、要は加算をたくさん取れるよう診療報酬制度に適合した方針を私たちがしっかりと練り上げ、徹底させるのがポイントですよ」

「方針と目標は経営企画が作り上げて院内に周知徹底させます。そのうえで各現場に知恵を出してもらう、という風に進めてきたつもりなんですが……」

池内が少し皮肉そうな視線を美山に向けた。

「コンサルタントの方々の弱いところのようですね。現場の力、といいますが、本当にそんなものがあるのかな。現場に任せるのではなくて、診療報酬制度を熟知した我々が現場を引っ張っていくようにしなければ時間ばかり必要になりますよ」

美山は話の流れを変えた。

「現時点までで、準備はお手元にあるプラン第2段階の最終ステージまで進んでいます。一応、部門ごとのアクセル役までの意思統一は整えました。ここからがその方々による院内の横のつながり、指令系統の活用といった情報共有の仕組み整備になります。よろしければ池内局長もここから加わっていただければと考えています。

あっ、もし全体の流れを変更された方がいいというのであれば、そちらにかかった方がいいでしょうか」

「いえいえ、トータルなところはすでに柏原先生や木村先生も考えられて承認されたもの。この方針で進めましょう。微修正していくとすれば実践部分。もちろんこれからの研修には立ち会わせていただきますし、私自身が講師になってもいい」

「ありがとうございます。では、高井さん、準備されているスケジュールや資料を池内局長と共有していただけますか。私は今日のリーダー研修に行って参ります」

研修現場でのブレ

「奥山さん、今日の話、いままで聞いてたのと違いませんか？」

長かった1日がかりの研修が終わって、参加者は三々五々散っていた。そんななかたまたま駅までの道で一緒になった3人。今日の講義についてそれぞれの感想を披露しながら歩いていたのは、臨床工学の伊東健太と看護部の奥山紀美子副部長、放射線技術部の竹本鈴江だった。

最初のうちは新たに講師を務めるようになった池内のレクチャーについての感想、それがしばらく続いたころ、院内改革に積極的な関わりを持つようになっていた竹本が病棟看護の奥山に声をかけたのだ。

「あれ、そうだっけ。じつはそれほど興味を引かれる話でもないから、けっこう聞き逃していたかも」

「困るなぁ、奥山さん。けっきょくいろいろやらなきゃいけないのは僕ら現場ですよ。しかも、なんだかよけいなことまでこっちがやらなきゃいけない、みたいな話に聞こえたんですけれど」

その声を引き取ったのは竹本だった。

「池内さんってみるからにヤリ手風だからな。自分がプロジェクトを引っ張っているようにみせたいとか、全部コントロールしてアピールしたいんじゃない」

「ああ、日報みたいなもんで必ず報告をアップしろってやつね。でも、その分『責任はとる！』っていうところは男らしいんじゃないかな。そうか、なんだか大谷先生のころってそんな感じだったかもしれない」

じつは病院内では、あいかわらず奥山のように考える人間も少なくない。ほんの1年前までの、袋小路に陥ったような閉塞感蔓延のなかでは影を潜めていたものが、黒字転換を代表にわずかながら経営に明るい兆しが現れるとともに息を吹き返していた。

「だいたい柏原先生が大げさだと思うなぁ。『破綻』だなんていいすぎ。そんな状態だとしたらたった半年で黒字に戻るなんてことないでしょ。やっぱり、大谷先生が長年かけて大きくしてきた病院の方針は大本では正しかったといったとこじゃないかな」

黙って聞いていた伊東がその話を遮る。

「ただ、昔みたいに決めるのは上で、我々はその指令に基づいてどんどん働けばいい、っていうのはどうもね」

「そう、今度の全体会議や研修で、私自身、じつはできることとやりたいことが沢山あったって気づいたのに、今日の話を聞くとただの連絡係になれっていわれてるみたい。正直、気分良くないです」と竹本が続けた。

「たしかに柏原先生の就任挨拶には驚いたけど、全体会議での『この病院が本当なら潰れているという責任は、みなさん一人ひとりにあります』っていうのは、一気に頭に血が上った」

「そうでしょ、ひどすぎる」と奥山。それを押しとどめるように伊東が、

「いえ、でも最初だけでしたよ。その次になんだか血の気が引いて。そういえばけっこう流されるままになってた、と気づいたんだ。そう思うと、今度はこれは大変なことになるなってね」

「大変なだけならまだいいの」と奥山が続ける。

「仕事なら頑張れる。ただ、効率を上げて自分たちの部署で利益を挙げられるように意識しろ、っていわれても、これまでそんな考え方したことなかったしね。それよりこの前事務方のちょっと偉い人から声かけられたことの方が気になるの」

「なんですか」

「医療はお金じゃ許れないんじゃないですか、どう思います？　っていわれたわ」

ああその話か、と伊東は思った。

もちろん健全経営は大事だが、病院にとって第一にすべきものとはいえない。効率追求は医療の質を落としかねないから、というのは、医療関係者なら誰でも気になるだろう主張だ。た

だそうはいっても潰れてしまっては元も子もない、大切な医療そのものが提供できないではないか、という状況でこそ、そんな考えも息を潜めていた。しかし、まがりなりにも黒字化がみえ、借り物だった病院も自分たちの手に戻ったという小さな事実とともに、そんな考えが再び院内の各所で勢いを盛り返しているのだろう。

しかし、伊東はそれほど単純にはなれなかった。じつは今回の改革を必死で推し進めている風二とは、プライベートでも付き合いがある仲だったのだ。

「破綻の話、実質的にはうちはゾンビみたいなもの。実質的破綻さ。たまたまの黒字なんて明日はどうなるか分からないよ、だっていまの病院そのものが赤字体質なんだから……」

だからこそ経営改革が必要。関係者全員がその当事者にならなければなにも変わらない。総力戦でなければ乗り切れないのが、いまの上山総合病院だということは風二から何度も聞かされていた。

もちろん、一職員が破綻の当事者だといわれ、それぞれ改善のアイデアを絞り出すというのはなんとも厳しい。だからといって、以前のように病院の方針はすべて上が決めること。命じられたことにおとなしく従っていればいい、というのであれば、きっと行き着く先も同じはずだ。

「奥山さんいい人なんだけどな……」、柏原方式で全職員に決算資料が開示されるようになったとはいっても、そこから病院の本当の姿を想像できる人間はまだまだ少ないのだろう。人間は辛い状況に立ち向かうことができる。ただし、そのためにはしっかりとした目標と自分自身がそこに加わっているという実感を持つことが必要だ。そこまでいかないメンバーたちに同じ方向を向いて頑張ってもらう、それが自分たちに期待されている役割だ。話を続ける奥山に適当な相づちをうちながら、そんな風に考えた伊東はなんとなく今日のレクチャーに感じていた違和感の正体に気づいた。

「そうか、今日の新しい講師さんがいっていたのは、けっきょく昔と同じことじゃないか。職員は黙って必死で指示された通りやればいい。考えるのは俺たちだって——その結果が破綻寸前になったとは少しも考えないのだろう」

ここ数カ月感じてきた熱意が空回りにすぎなかったような気がして、伊東はちょっと悲しくなった。

伸び始めた草の根

どんな組織にも存在するのが現状維持バイアスだ。それは盲目的に現在の状況に傾倒してそこに固執し、変化や挑戦を忌避する心の動きのこと。無意識にそうなってしまうのもやっかいだが、より罪が重いのは本当はそのままではいけないと気づきながら目を背けてしまう傾向といえる。よくある例として過去の成功体験があだとなって新規事業に後ろ向きになり、次第に時代に取り残されるように弱体化していってしまう企業など、比較的容易に思い浮かぶだろう。当事者意識の欠如はそんな組織に典型的な悪癖といえる。

じつは、美山のプランはその点に注意して、改革運動が組織全体から浮き上がってしまうようなことが起きない仕掛けが、巧妙に忍び込ませてあった。それが「全員参加」の仕組みであり、「部内ミーティング」によって常時新しい空気が循環する現場の仕組みだった。

すでに上山総合病院の改革運動は院内の隅々で自立的に動き出していた。それぞれの部門部署で進捗程度に違いはあれ、また部内ミーティングで積極的な発言が出るところ、停滞するところ、リーダーの言葉に賛同するメンバーの増えるところ、日々の業務に忙殺されて改革にまでなかなか意識の回らないところ……状況はさまざまだったが、最初に柏原理事長がきっかけを与えた改革の動きは、そのころにははっきりと質の違った運動に姿を変えていた。

コラム② 急拡大と人材の限界 山本 昭二 関西学院大学 経営戦略研究科 教授

企業を拡大させようとするときには二つの要因があります。一つは、市場の拡大への追随であり、もうひとつは経営者の拡大への意欲です。成功した多くの企業は明確なビジョンを持って矛盾する問題の解決策を提示しています。この病院では、明確なビジョンを持てずに拡大への投資を続けて、規模が既に過大になってしまったのです。

取りあえず止血には成功しましたが、継続性のある改革プランに反対意見が出てきます。コリンズとポラスの『ビジョナリー・カンパニー』では、改革を目指すリーダーは明確なビジョンを示すことが必要であると説かれています。効率を高めることと医療の質を高めることは矛盾した論理ではありません。サービス企業ではサービスを提供する仕組みを工夫することで効率と品質を両立することが可能です。

ただし、このサービスを提供する仕組み（オペレーション）の変更には現場からの反対が起こってきます。工場内の工程の変更に時間をかけるように、サービス企業でもこのオペレーションが企業の競争力の源泉となります。この変革を進めるためには、組織内でのビジョンの共有が必要になるのです。

第3章

初の通年黒字達成

理事長への就任挨拶で、「病院は破綻する」と公言したとき以来の院内放送だった。糖尿病内科部長の太田富雄《おおたとみお》は、部下の医師たち何人かとその放送に注目していた。

画面には柏原が大きく映し出される。はつらつとした表情だ。

「みなさん、正式な前年の決算がまとまりました。およそ6000万円強の黒字を達成することができました」

おお、やはりそうか、と太田たちは互いに顔を見合わせてうなずき合った。

部門別収支管理導入からは、いやでも自分たちの部門の状況を把握できるようになっていた。そして決算月の3月以降、関連各部門との情報共有のなかで聞こえてくる話はほとんどが収支改善というもの。たしかに前々期約4億円という赤字からの脱却は簡単ではないだろうが、どうにかいくのではないかという気持ちは誰もが持っていたはずだった。

「詳しい数字はのちほどみなさんの手元にも届けられるようにしてあります。ぜひご覧になってください。

この結果はみなさんが頑張ってくれたおかげです。本当にありがとう。そしてここからが大切になります。黒字化という最初の目標達成を力に、上山総合病院再建への道をさらに確実なものにしていきたい。そのためにも病院一丸となって、この実績のもとになった個々の活動に励んでいきましょう」

いい話は簡潔な方がいい。柏原が話を終えると画面は財務担当の冨士田大樹《ふじたひろき》事務次長に移り、決算の概要説明が始まったが、その場に集まった医師たちの耳にはほとんど入ってこなかった。

三々五々、感想や苦労話に花が咲くなか、太田はちょっと恥ずかしい思いに駆られていた。効率化と医療の相性については多少懐疑的で、次々と繰り出される改革の実務に対しても少し斜に構えていた自分への反省——「たしかにやればやっただけのことはある。俺ももっと科内をまとめられるはずだ」、そんな気持ちがわき上がってきた。

太田の部門だけでなく、院内放送が終わったあとも病院の至る所で黒字達成を話題にさまざまな会話が続いていた。一方、放送を終えて理事長室へと戻った柏原は、美山からの進言に基づいて確認ミーティングのために何人かのメンバーを呼び寄せた。

少しして顔を揃えたのは、木村病院長、大村事務長、池内経営管理局長、高井改革担当とコンサルタントで実質的な改革推進責任者となっている美山、そして柏原の６人だった。

「協力してそれぞれが頑張ったことによる成果です。みなさんありがとう。まずは最初の目的達成ということですが、この流れを当たり前のものにしていかなければなりません。いま一度、基本の方針を確認しておきたいと思います」と柏原が口火を切る。

その話を引き取ったのは大村だった。

「金融関係は月次の試算表などで確認してもらっていますから、少しずつ評価も上がってきました。うちが一変したことはみなさんお分かりになっています」

「この実績を周りにも周知させ、医療機器や薬剤などの調達条件も見直せるように進めていくのが大切です」。美山が発言した。

「たしかにその通りですね」

続けるのは池内だ。

「そのためにも、ここは黒字要因を細かく分析して信賞必罰じゃありませんが、我々がより確実にコントロールしていく体制を作っていくことが重要だと考えています。最初の段階ということもあって、ちょっと各部門には自由に任せすぎたのではないでしょうか」

「ちょっといいですか」と大村事務長。

「当初から診療科中心にいわれてきた〝医療と効率性〟ですが、まだ院内にくすぶっています」

「まず病院が健全化しないと始まらない、ということでみんな納得したと思いますが……」

「高井くん、そういうものじゃないんだよ。最初は緊急対応で目をつぶっていたものも、そろそろ本道に戻さないと」

「院内がしっかりまとまっていないと、すぐほころびが出ますから、その点でも管理を強化したい」、池内が大村に確認するようにいう。美山がたずねた。

「池内局長、具体的にはどんなことを考えてらっしゃいますか」

「3つだね。まず、各部門から経営管理への報告の仕組みをより明確化して、中枢ですべての情報が把握できるようにする。指揮命令系統と進捗チェックのためだ。次が人員整備。美山さんと高井くんがおもに実務整備を担当してくれたわけだけど、ここから大切になるのは最初の管理になってくる。私が中心になるとしてあと何人かいないと院内全部ににらみをきかせるのには不足だ。そして3点目は信賞必罰の仕組みとルール。これは管理部門が現場をしっかりコントロールする強力な武器ですよ。ちょっと言葉が厳しいかな、要は、実績を上げた部門や人員にインセンティヴを与え、目標達成できないところにはプレッシャーを感じてもらう形を作らないとね」

それまで会話の行方を聞いていた木村院長が声を上げた。

「もちろんサボっているところがあるなら論外だが、少なくともまずは黒字化できたという成功体験をしっかり共有することが大切じゃないかな。すぐに管理を強くしていくというのはどうなんだろう」

「院内が自信を持ったいまだからこそできることです」

「間髪入れずというタイミングには私も賛成です。ただ、管理強化はちょっと方向が違うのではと……」というのは美山だ。

「人事評価というとどうしても上からのチェックというイメージがつきまといます。ただ、うちの場合、黒字化の主体は現場です。たしかに改革で成果を出した部門長たちからメンバーの努力を具体的に評価する仕組みが欲しいという声もあります。そこに人事評価で応えていけないでしょうか」

「そこはちょっと意見が分かれるね。いずれにしろあなた方が準備した仕組みがしっかり動き出して成果も挙がった。次の段階、ちょっと私のプランをみてもらえないかな」

わずかな沈黙。

「よし分かりました。改革体制を組み立てるという美山プランは、あと法人経営会議始動で一旦完成です。これは池内さんがいう管理にも十分力を発揮できる仕組みだから、まずここを使って始めてみましょう。計画や方針は絶対じゃない。状況に応じて柔軟に対応していきましょう。人員確保に関してはよく分かります。大村事務長、池内局長と打ち合わせして対応してください」

柏原のまとめでそこからの基本方針に結論が下された。

法人経営会議

「昨年来、病院改革のための組織づくりを進めてきました。みなさんもご存じのように収支黒字という成果を挙げることができたわけですが、そこで安心するわけにはいきません。まだまだ改革は途中にすぎないからです」

コの字型にデスクが並べられた会議室には病院本院と関連施設の主要メンバー40人ほどが集まっていた。最初に話を始めたのはその中央の席から立ち上がった柏原理事長だ。

「そこで、以前からお話ししていたこの法人経営会議です。これは私がここへ来て最初にお願いした部門別収支明確化から始まった今回の経営改善策の総まとめ。病院だけでなく法人内のすべての施設間での情報共有化と経営民主化の要として期待しています」

従来、病院経営に携わってきたメンバーに加え、新たに見直した院内の各組織を統括する副院長たち、各部の部長をはじめ、関連施設の責任者たちを加えると、経営会議はそれだけの大組織となった。これから月次で実施されることになる会議では、持ち回りによる定例の各部報告と質疑が行われ、さらに随時上程可能な特定案件についての審議が実施されることとなっていた。

初回となるその日は、特別議案としてここまで実施してきた改革運動とこれからの展開についての意見聴取が、主要な議題になっていた。当然、そこでは各部の代表として会議に参加しているメンバーたちが吸い上げてきた、部内の意見や疑問を公開することができる。

事前に集められた発言希望者のなかから、総合的な内容ということで最初の発言者となったのは経営管理局長の池内だった。


「みなさんのご尽力のおかげで、本院の経営もやっと正常な形に戻ってきました、ありがとうございます」

そういって頭を下げた後ろ姿をみながら、同じ経営管理局のメンバーとしてその場にいた風二は少し複雑な思いを抱いていた。「けっきょく美山さんが敷いたレールの最後に立っていただけなのに……」。そうはいっても現在ではその池内が院内の改革実行部門のトップにいることは間違いない。ただし、彼がこれから引っ張っていこうという方向には、どうも同意しかねるところも大きいのだ。ところが続いての説明で、池内は前回の首脳会議でも未決となっていたはずの実行案を、まるで既成事実のように話し始めた。

「緊急事態をどうにか乗り越えたところで、ここからはより無理がなく、それでいて効率的な運用へと移行していきたいと考えています。この法人経営会議が経営改革の本丸ですから、すべての状況と情報をここに集めます。とはいえ会期が月次になっていますので、実際には改革担当部署である、私たち経営管理局で取りまとめさせていただきます」

いつそんな話になったんだ、と不審に思った風二が反対側にかけている美山をみると、彼女も首をかしげている。

「そのうえで、個別の指示や直近の目標設定は私たちが代行して、随時、各部門と連絡を取ります。また同時に考課測定も実施します。この形にすれば、ここまで部門に任せっぱなしになっていた仕事をずいぶん軽減できます。その分、目標達成に向けてより力を集中できることになる、というのが基本方針です」

医局を統括する役割の木村院長が話を引き取る。

「ああ、そういう形であればたしかに負荷は減りそうですね。ただ、部門別収支管理で行われてきた各部の自主性はどうなりますか」

「待ってください。仕組みより先に、ここまでペンディングにされていた前提の条件を一度見直していただきたい……」

発言を求めて立ちあがったのは、血液内科の早坂惟史《はやさかただし》部長だった。

「医療人である以上、数値化された目標や効率性を重視する改革自体に大きな疑問があります。

ただ、火急の事態ということでここまでは協力させていただいてきた。黒字達成でその前提条件が外れたのだから、本来大切なその点の議論を尽くすべきでしょう。たまたま私が統括する血液内科は、診療科のなかでも成果を数値化することが難しい部門です。各科各部一律にただただ〝効率化〟といわれても困る。余裕を持たせるというなら、まずその点などをしっかり検討していただきたい」

続くように看護部の奥山副部長も声をあげる。

「早坂先生のご意見に賛成します。看護師の多くがなにかしらのわだかまりを抱えたままで、この1年を過ごしてきました。私たちは病院を存続させるためだけに毎日患者さんと向き合っているのでしょうか。違うと思うんですよね。

池内局長、経営管理局が指示を出してくださるのであれば、そのもやもやっとした感じを晴らす答えをまずいただきたいです」

「池内さん、その点はどう解決する計画でしょう」という木村の問いに池内は、

「いやいや私が申し上げたのは仕組みの問題でして、いまお話に出てきた考え方や気持ちとはまったく別のものです。とはいえ、たしかにそちらの問題もおざなりにはできません。現在、谷内《たにうち》医事課長と準備中の草案とは別に、しっかりしたお答えを出せるように準備したいと思いますので、この場では一旦保留とさせていただけませんか」

経営会議をベースに、経営管理局が病院をコントロールしていくという池内の青写真は、からめ手からの問題提起でうやむやなまま一旦白紙化する形となった。次に発言を求めたのは小野田副理事長。消化器内科の責任者であると同時に、今後の展開が大きく有望視される介護事業展開の担当を兼務、さらに理事として病院経営にもにらみをきかせる立場でもあった。

「正直申し上げて、当初の改革プランには疑問を持っていました。ただ、それはすぐに解消し、私自身も積極的にそれを利用させていただいた。なかでも瓢簞《ひょうたん》から駒だったのは、部門別収支管理と部内ミーティングの組み合わせでした。感覚的で極めて曖昧だった自部門の課題を、収支という形でリーダーが実際にみながら解決していくという活動は大変効果があった。私の科でもこれまでは考えようもなかったような解決策や、及第点を出せるアイデアが出てきました。

しかもそれが病院のメンバーにとって当たり前になれば、これから広げていこうと考えている介護事業の現場での大きな力になります。すぐ誰かに知恵を借りられる院内での仕事ではなく、現場現場現場で知恵を出していかなければならないのが在宅介護の仕事です。

これまで悩んでいたところに一気に光がみえた感じですから、もうメンバーに任せてなどいられません。面白そうなことはまず自分が率先したいですからね」

同じような発言はリハビリ科の渡辺課長からも出てきた。

「正直、最初は〝効率化〟への反発はありました。そもそも私たちの業務は、物理的な意味でできることできないことが定まってしまうので、形にならない付加価値で患者さんの役に立ちたいという気持ちが強くなる……。

ただ、独自収支と自主性がペアになっていることで、工夫による成功体験に出合えた。頭を働かすようになったことで、リターンもずっと大きくなった気がします。精神的な部分で楽はできなくなりましたが、得られるものも多いし、いままでやってきたかった仕事上の実験にも挑戦できたらなとプランを練っています」

数十もある全部門の報告・感想を聞くことはできなかったが、発言の多くはここまでの改革実行に対して好意的なものだった。ただし、公開の場であえて不満を口にできる人間は多くない。院内には表面に出てこないマイナスの意識もまだ根強く巣くっていた。

院内の軋轢《あつれき》

その日、風二は村井明美に食事に誘われていた。いつも風二が声をかけることがほとんどだったから、めずらしいばかりではなく、ふたりとも仕事が休みだからということもあって、美味《うま》いと最近噂になっているイタリア料理店を予約しているという。

待ち合わせてタクシーに乗り、店の前に降り立つと正面の入り口からして流行っている店独特の来店客をわくわくさせてくれるような雰囲気が漂っていた。

予約していると伝えて案内されたテーブルも悪くない。窓際でその向こうには、そろそろ夕暮れの琵琶湖が広がっている。真っ白なテーブルクロスとナプキン、趣味がいいかざり皿と磨き上げられたカトラリー。届けられたメニューを開けてなにがおいしそうかと相談していると、細くて背の高いグラスが運ばれてきた。

「食前のスパークリングワインです」

少し不審に思った風二が聞く。

「あれ、忘れていたらごめん。なにかの記念日だっけ？」

「ううん、そんなことないよ」

「じゃあ、特別ななにか？」

「そう、すごく特別よ」

風二はちょっと考え込む。明美に促されグラスを上げ、軽くチャリンと合わせると彼女は初めて教えてくれた。

「風二さん、おめでとう。お仕事大成功だね。病棟のみんなもすごく頑張ってたのみてたから、病院が黒字になったのは風二さんの手柄だって。私もすごく鼻が高い！」

「えっ、ありがとう。うれしいよ。でもオレは手伝っただけなんだよ」

「だって、誰でも手伝えるわけじゃないでしょ。大村事務長なんか、一緒にやってたけどなんだか気乗り薄みたいだったし、あとから来た局長さんとか、なんだか気取ってて好きじゃなかったな」

やはりみんなみてるんだな、と思い、改めて尋ねてみる。

「ほとんど美山さんが考えたプランだけど、たしかに一所懸命ブレないように頑張りました。ところで美山さんの評判ってどうなの？」

「私は好きよ、ちょっと不思議そうなところが魅力的」

「明美は、ってことはほかはいまいちなの？」

「ちょっと悪くいう人は『医療従事者じゃないからね』とかかな。ほかに問題にするところがないからかもしれないけど」

けっきょくその話なのか。効率性と医療――もちろん、最初のころは風二も考えたし、リーダー研修などの場で質問されることもあった。そんなとき美山は曖昧にせずしっかり説明していたし、ほとんどの質問者は納得したようだったが、そんな会話の枝葉がひとり歩きして変な風に広がっているのかもしれない。

「そういえば」と明美が続ける。

「そんなことというのは診療科や看護部だけじゃないのよ。風二さんのところ、事務局の人たちが〝いまだけいまだけ〟っていってるって」

そういえば、たしかに事務局もそれほどサポートしてくれなかったな、と気づく。そもそも最初に柏原理事長が〝部門別収支管理〟といい始めたときから、よけいなことで仕事が増える、という感じはあった。風二自身同じように考えていた。それが美山の登場でさらに大事《おおごと》になってしまったのだから……柏原の指名でサポートに就き、一緒に準備に駆け回っている間にそれがどれほど重要かに気づくとともに、院内の何人かと同じように改革の面白さに目覚めた風二の方が特別なケースなのだろう。

「そういえば、このあいだ奥山副部長がやっぱり事務局の人から聞いたって教えてくれた。黒字になったんだからもうこれ以上やる必要はない。改革終了ですって」

おいおい、それじゃ逆戻りだよ。これからが本番なのに。ちょっと聞いてみた方がいいかもしれない――でも、まあそれは明日から。今日は明美とのデートを楽しもう。そう考えて風二はきれいに盛り付けられたサラダにフォークを刺した。

「美山さん、ちょっといやな雲行きですよ、院内」

明美が用意してくれたお祝いの夕食で聞いた話が気になった風二は、改めて病院内の知り合いたちに声をかけて、ここ数日、院内改革についてどんな話が出ているのかを聞いて回った。このプロジェクトに加わったときからいろいろ話していたこともあって、気の合う仲間たちのほとんどは、黒字化したとはいえ現段階での危うさが分かっていた。ただ、そこまで思い至らない人間の方が結構多いことを知って、風二は驚いた。黒字を達成するという成功体験があれば、すべてうまい方向へ回り始めると漠然と思い込んでいた自分は考えが足りなかった、そう反省させられた。

どうも多くの人間たちは、たった1回の黒字達成で経営改革が大成功したと思い込んでしまったようだ。柏原は就任当初に約束したように、病院の決算内容を関係者であれば誰もがみられるようにしていた。ただ、注目されるのは損益計算書の最後の1行だけ。「税引き後当期純利益」だ。

そこに△が付いて（赤字で）いなければOK。なんと6000万円以上も利益が出た。自分たちが苦しい思いをしたご褒美がこれだ。これからはあんな苦しい思いをしなくても大丈夫、と思い込んでしまうのだろう。もちろん個々の項目を以前の赤字決算書と比べる訳ではないから、本当のところが分からないのはしょうがない。だが、ずっと続いてきた赤字体質がたった1年で逆転したと信じ込んでしまうとしたら、少しお粗末すぎるのではないだろうか。

もちろん、もっと根深い問題もあった。

第1回の法人経営会議で発言した早坂や奥山とも親しいとされる副院長のひとり、山下医師のところへ書類を持参したときに風二はあえて聞いてみた。

「先生、整形外科では改革施策をこれからどんな風に変えていかれますか」

突然の質問に、少し不審そうな表情をみせながら、それでも山下は答えてくれた。

「君のところの池内くんからもいってきたけど、しっかりと断ったよ。ここ1年でできることはやり尽くした。これ以上、うちのやり方に指図しないでくれってね。結果は出しているじゃないか、うちの収支が真っ赤なら指示も受けるが、黒字にしてあるのだから好きにしてかまわないだろうといったら、それはそうですがといいながら帰って行った。

だいたい、医師の間でもそろそろ患者第一でやりたいって声があるんだよ。非常時だから意に染まないことでも精一杯協力したろう。そろそろ本来のやり方に戻したい。多少迷走が続いたかもしれないが、大谷先生が設計図を引いた地域の中核病院をしっかり稼働させていくことが第一の地域貢献で、経営はそれに付随して回っていく、という形に復帰したいね。池内くんはまだ日が浅いからよく知らなかったようだけれど、君のところの大村くんたちもそれが基本方針だって前からいっているじゃないか」

事務局のなかでも考え方が一貫していないことは知っていたが、まさか公式の方針をそんな風にないがしろにした話があるとは知らなかった。経営改革の実務的な部分を担当する事務局の動きが鈍いことだけでも問題なのに、これではまるでサボタージュのようなものだ。そう感じた風二は財務担当の事務次長である冨士田に詰め寄った。

「冨士田さん、僕がやっていることはおせっかいですか？　ずっと財務をみてきたんだから、今回の黒字がそれほど確実なものじゃないのはお分かりですよね」

「おいおい、高井、一体なんの話だ」

「黒字決算達成を喜んで、事務局で祝杯あげましたよね。これからも二度と赤字には戻さないって。でも、ここで改革止めたらまた逆戻りですよ」

「たしかに各部門の収支はみえる化で改善したとはいってもまだまだだよな。でも、年間14億以上もあった家賃から解放されたんだ。それでも前期は途中だったから10億円は払ってるよな、今期は銀行への返済だけなので負担は大幅に減る。いつまでも神経張り詰めてなくたっていいだろう」

「だからって安心しすぎじゃないですか」

「診療科の方には不満がたまってる。効率だ売上げだって、病院は普通の会社じゃないってさ」

「大村事務長も同じように考えてるんですか」

「本来、俺たち事務方が、しゃかりきで診療科を引っ張り回すのはおかしくないか？　大谷先生に教えられてきた俺たちは、しっかりこの病院のやり方が身についているんだ」

いくら話しても平行線が続くような無力感を感じて、風二はその場を離れ美山の元へ向かったのだった。


「とくに驚くほどのことじゃないわ」

ざっと風二の話をきいた美山はそう答えた。

この人に想定外のことなんかあるんだろうか、ちょっと拍子抜けした彼はそんな風に思った。

「苦しいときは一緒に耐えられるけど、うまく行き始めると仲違いが始まる、っていうからね」

そこで彼女は少し考え込んだ。

「リーダー研修から始まってその後の部内ミーティングにも結構立ち会わせてもらったけど、この半年ほどで私たちが準備してきたことは、この病院にそこそこ根付いていると思う。ただ……」

「ただ、なんですか」、風二は尋ねる。

「ただ、きっかけが必要だとは思う。もっとしっかりとした成功例、しかもこれまでの改善じゃなくって新規事業がいい。新しい挑戦が実を結ぶんだ、っていうのは、まだ誰もみていないでしょう。

それにあなたのいうように、このままのぬるま湯はいつまでも続かないから、いまのうちに新しい〝稼ぎ口〟を用意しなきゃね。まあ、そんなことばっかりいってるから〝部外者〟っていわれるのかもしれないわ」

「じゃあ、どうします」

「思い立ったが吉日、小野田先生のところに行きましょう」

「そうか介護事業の地域展開ですね！」

「そこまで分かってるんなら、なんで自分で動こうとしなかったの？」

「あんまり責めないでください。頭のなかの引き出しには入ってたんですが、それを引っ張り出すところまで回りませんでした」

「柏原先生が最初に期待した人材がキミなんだから、早くそれに応える存在にならなきゃね」

心強いサポーター登場

「なるほど、診療科のなかにはそんな考えがはびこり始めているのか。そういわれると、たしかに思い当たることはあるね」

美山と颪二の話を聞いた小野田はそういってうなずいた。

「ただ、なんで最初に私のところへ？　柏原先生はもちろん、この結果をみて木村院長もしっかり応援していかなきゃいけないといわれてますよ」

「上から命令されたことじゃだめなんです。上意下達はけっきょく続きません。一番強いのは草の根の運動ですし、そのためには成功体験が必要です」

美山が説明する。

「部内ミーティングで誰でもアイデアを出せるという良さを知ったメンバーたちに期待してます」と颪二。

「ただ、みんなまだ自信が足りません。そこに必要なのが成功体験。しかも新しいことをやって成功する例が身近にあればみんなすごく勇気づけられます」

「そこで最初に話があった介護事業の展開ですか」

「その通りです、先生」

「もちろん、部内ミーティングではほかにもいろいろ可能性のある企画案があがっています。ただし、確率の問題で一番成功に近いのは先生のところです。

事業そのものに確実な需要がありますし、将来性についても確実です。そして現状のノウハウをほとんどそのまま応用できるというところが大きなメリット。その事業を引っ張ってくださるのが、副理事長として経営にも参加している小野田先生となればエンジンとしてこれほど頼りになる存在はありません」

なるほど、こんな風に理路整然と説明すれば小野田も納得せざるを得ないだろう、と風二は感心してしまう。

「先生にご同意いただけるのなら、私たちはすぐ柏原先生のところへお邪魔します。そのうえで改革の第二弾エンジンとして、まず小野田先生の介護事業を推していただくように説明したいと考えています」

もともと経営改革に関して一貫して好意的だったのが小野田だった。もちろん一方では、自分の手で新規事業を成功させたいという希望も大きかった。美山に指摘されるまでもなく、風二もいつかはこの先生に頼ろうと考えていた。しかし、それが怪しい方向へ動き始めたようにみえる改革を、一気に正しい方向へと戻すための切り札にまでなるとは思わなかった。ところが、そこで小野田は突然ふたりを驚かせる提案を口にした。

「先ほどの話では、あなた方の足下も少し危ういですよ」

いわれるまでもなく、それは美山と風二が一番感じていることだった。

「たしかに医師や看護師、直接患者さんと接する人間を中心に医療は特別な仕事だという感覚は強いし、そこにこだわりがあるのも確かです。ただし、今度のことは事務局周りがその気持ちをけしかけているようですよね」

その通りだった。

「自分たちの地盤がしっかりしていないと、足下をすくわれかねません。もちろん、経営改革そのものは柏原理事長の肝いりだから、誰も公然と反旗を翻すことはできない。ただ、それだけにやっかいなところもあるよね。火種がどこにあるかみえにくくなってしまうから、消したつもりがまだどこかで燃えあがるという感じになりかねない」

「外部のコンサルタントと一改革担当ですので、できることはどうしても限られます」

「本当に悔しいところですが、こればかりはどうしようもありません。僕にとっては直接の上司ですしね。正直にいえば、裏切られたような気持ちです」

「そうだろうね。高井くんはとくに辛いだろう」

そういって小野田はしばらくなにかを考えているようだった。意を決したように視線をふたりへと戻し、

「黒字化までのあなた方の真剣さには、正直、頭が下がった。ここでそれが台無しになってしまっては意味がないし、つねに周りに気をつけながらでは、本来できることの半分も無理じゃないかな」

それは美山と風二が一番感じていることだった。

「それでは、ここまで協力してきた私たちも報われない。どうだろうか、私は副院長であるとともに、副理事長という役目も仰せつかった病院の経営メンバーでもある。診療科を中心に院内の意見は私がまとめるから、あなた方は一刻も早く改革の実をあげることだけを考えてみませんか。思いっきりやってください」

まさか小野田からそんな言葉が出るなどとは予想もしていなかった。唖然とした風二をそのままにして、

「ありがとうございます、小野田先生。そういってくださると信じていました。これで私たちのプランは8割方成功です。最初に先生のところへうかがって本当によかった！」

しっかりとそう応え、美山は小野田と堅い握手を交わしていた。

部門ごとの経営改善

院内に大きな影響力を持つ小野田医師という強力な後ろ盾を得たとはいえ、美山も風二もそれで安心しきってしまうほど楽観的にはなれなかった。

副理事長との話を終えてすぐ、柏原理事長に翌日のスケジュールを空けてもらい、これまで

の経緯を簡潔に説明。小野田の介護事業展開を優先的にバックアップしてもらう段取りを付けた。

「高井くん、くどいかもしれないけれど改めて情報共有しましょうね。あなたの手元にある部内ミーティングの報告をまとめて会議室にこもるの。半日時間を空けて」

いざ動き出すとなると、そこからの美山の集中は超人的だった。1年を超える付き合いのなかで何度かそうした場面に遭遇した凪二は、すっかりその感覚にも慣れてきていた。指示されるまでもなく、各部門から届けられる部内ミーティングの資料は彼独自の判断基準でランキング別に整理してあった。そのなかからとくに自信のある数冊をまとめると、美山が押さえた会議室へと持ち込んでふたりの情報見直しが始まった。

「小野田先生のところと同じくらい期待できるのは循環器内科ですね」

「辻岡《つじおか》副院長のところ。あの先生は小野田先生とは違った意味で改革の強力なサポーターになってくださった。おふたりで性格がまったく別だから、どちらも強い味方になってくれたのかもしれないわね」

「あと、僕がピックアップしたところでいうと、第5病棟の小畑師長とICUの吉岡《よしおか》師長はすごく実践的に部門を引っ張ってくれていると思います」

「診療科以外で高井くんが注目しているのはどこですか？」

「放射線技術部の竹本さんはすごいですよ。あの人も素晴らしく熱心な改革シンパになってくれています。それから伊東課長、臨床工学部ですね。ずっと患者さんが減少傾向だったんですが改革が始まる前からどうしたら改善できるか考えていたと聞きました。だから、絶好の機会だったんじゃないかと思います。部内ミーティングやアイデアの活発さにはすごく注目しています」

美山はそんな話を聞きながら、再編を終えた院内組織図を熱心にチェックしている。

「リハビリテーション科はどうかしら。渡辺課長が主催する部内ミーティングをみにいったときの印象がすごくよかったのだけど。たしかレポートにも新事業企画のことがまとまっていたわよね」

「ええ、これですね。すいません、うっかりしてました。ひょっとするとここが一番アクティブかもしれません。なにしろアイデアがいろいろあるようです」

もちろん、渡辺や竹本、伊東といった面々が、もともと挑戦的で新しい試みに協力的だという面はあるだろう。ただ、柏原理事長が現場をみる目が一貫している点が、彼らのやる気に大きく影響していることは間違いないと颪二は思った。部門別収支で実績を上げた部門、そのリーダーたちを適正に評価するという細かい心遣いを示し、人事面で応えるだけでなくその制度化を事務局に指示したのだった。大村事務長などは、そこまでやらなくとも、と反応したというが、それを「がんばって結果を出した人間が報われるのは当然」と一蹴したという話も聞こえてきていた。

美山は院内に向けた新たな成功体験、つまり新しい事業で実績をあげることのできる部門を探していた。その最右翼が小野田の介護事業だったわけだが、いくら成功の確率が高いとはいえ一枚看板で押し切るというのには不安があったのだ。

ただし、県下一、二を争う総合病院である上山総合には手つかずで残されたままの事業などない。最初に白羽の矢を立てた介護事業にしても、大谷理事長時代から参入はしていたものの本体の病院経営が傾き始めたことでそのままになっていた老人保健施設や訪問看護等の施設を、再編成し事業化しようというものだ。そう考えると、同じように短期的に実績をつくれそうな部門はどうしても限られてくる。そんななかからふたりが改めて注目したのが、渡辺のリハビリテーション科だった。

ふたりはその週のうちに、多少込み入った説明が聞きたいと渡辺に時間を空けてもらい、単刀直入に状況を説明し協力を求めた。

「おふたりからご指名がかかるなんてなにごとかと緊張してしまいました。もともと、改革の概要を最初に聞いたとき、〝これはえらいことが始まる〟と思ったほどですからね」

「その割には、いろいろとアイデアを出してくださいますし、新規事業についてもしっかり考えられてますよ」と風二が受ける。

「すでに大分拡大されていますが、いま以上にリハビリの業務は可能性が広げられると私たちも考えています」

「私たちの役割は、いかに早く日常生活に復帰してもらえるように持って行けるかですからね。それに仕事柄、自分たちで個別収支がみえやすい。決まった単位数があり、具体的にはそれに従うと1日の1人当たり18単位ということになってきます。つまり、まず共通した目標が18回になる。その点、新人を育てるにもはっきりした目安を立てられます。ただし、院内では自分たちで患者さんを探しに行くのができません。そこがこれまでネックになっていました」

なるほどそうだよな、と風二は納得する。

「そんなことから、どうしても受け身の仕事になりがちでした。しかもそれが当たり前だったので、良くも悪くも適当なところで停滞しがち。ただ、それじゃ面白くありませんよ」

人当たりがよく穏やかな口調が特徴の渡辺は、自然と誰にでも好かれる得なキャラクターだ。ところがたまに、ハッとさせられるような言葉を吐くことがある。このときがそうだった。

「これまで直接の上司に、何度か提案したことはあったんです。ただ、どうも新しい試みには理解がなくて。正直、少し腐っていたところに今回の改革の話です。だからレポートで出した新規事業のプランも以前から温めていたもので、単純な思いつきとは違います」

たしかに医療を病院のみに限定しない地域医療構想のなかでは、リハビリテーション、理学療法士に期待される役割は大きく広がる。

「早期に自律回復して退院していただく、という考え方の延長には、退院後の訪問治療や在宅リハ、逆のベクトルで通所リハといったものも考えられます。それらをできるだけ早いタイミングで新規事業にして展開したいというのが私の考えです」

「現在の人員で実現可能なものですか」

「うまくいけば不足するのは目にみえていますが、スタート時点では十分やりくり可能です。それに最初にお話ししたように、教えること覚えてもらうことが明確に決まっているので、だいたい半年をめどにして療法士を育てることができます。もちろん、経験を積み自分なりの工夫を凝らすことで技術向上に限度はありませんが、必要十分の施術ができるようになるためのハードルは比較的低いでしょうね」

「よく分かりました。ぜひとも早期に立ち上げたいと考えていますので、いろいろと協力をお願いします」

美山がまとめて、週末にもう少し踏み込んだ勉強がしたいと渡辺から資料を借りて持ち帰った。

土曜日の1日を使って自宅に持ち込んだ資料を検討し、十分にいけると確信して日曜を迎えた美山の携帯電話が鳴ったのは、彼女が少し遅いブランチを終えたときだった。

「あら、高井くんだ。どうしたんだろう週末に」、着信をみてそう思った美山が出ると聞こえてきた風二の声はひどくかすれていた。

「美山さん、大変なことになりました」

「なに、大事なの？」

「昨日の晩、小野田先生が亡くなったそうです」

「えっ」

しばらくふたりはどちらからも次の声が出せなくなった。

コラム③　改革の継続

山本　昭二　関西学院大学　経営戦略研究科　教授

改革を進めて通年の黒字化を達成したことでスタートラインに立てた組織で、さらなる改革を進めるためにはリーダーの手腕が問われます。一般的には管理を強めることで組織内の意識統一を図ることになります。そこで、必要なのが人事制度の修正です。長く停滞していた組織では人事が硬直化して改革を妨げることが見られるからです。

多くの改革が頓挫するのは業務改革、人事改革を並行させないところから起こります。衰退しつつあった百貨店業界で大丸を建て直した奥田務は、その著書で公平公正な人事制度導入を説いています。

病院の場合は多職種の従業員を抱えており、人事制度の変更には時間を要することが考えられます。また、成長戦略を構成員にみせることも重要な戦略です。奥田は新しいコンセプトで設計した札幌店を成功させることで、百貨店における成長戦略をみせることができました。ここでは、リハビリ科という新たな収益源を模索しています。既存の資源を使って短期的に利益を追求しているようにみえますが、より大切なのは可能性の提示。将来の成長の種を示すことは改革の継続には必須のことなのです。

第4章

小野田副理事長の土曜

医師会の内科医研修会は隔月で第2土曜の14時からと決まっていた。その会合を楽しみにしていた小野田玄は、その日も定時より大分早い昼過ぎから会場となっている医師会館の喫茶室で何杯かコーヒーを飲んだ。上山総合病院内では消化器内科の責任者という立場もあり、部下の医師たちとなかなか打ち解けた話もできなかった。それが、生来あまり物事にこだわらない性格の小野田には、幾分堅苦しさを感じさせていつもストレスになっていたのだ。

その点、医師会の集まりは気楽でいい。大谷創業院長の時代こそ、その余りの拡大路線から市の医師会との間で幾度か険悪な雰囲気にあることもあったというが、大谷の死からすでに5年、総合病院勤務の医師たちもしっかり医師会に溶け込んでいた。それに時代は変わった。いかにすべての診療科を備えた総合病院といえども、スタンドアローンを貫ける状況ではない。地域全体のトータルな医療体制、福祉体制のなかにしっかりと組み込まれているのだ。病院の規模や内容によってそれぞれ求められる役割を確実に果たすことが、日本の医療における必須要件となっていた。

医療連携が重視されるなかでは、俗にいう「紹介率」「逆紹介率」が重視される。これらの数値をアップさせるためには、医師同士の日常的な交流が不可欠となるのは自明の理だろう。性格的に好みだったことに加え、小野田自身もそう考え積極的に医師会の集まりには顔を出すようにしていたのだ。

13時を過ぎたころ、以前からよく話をしていた牧村善継《まきむらよしつぐ》医師が喫茶室に現れた。彼も小野田ほどではないが、会合には早めに顔を出す男だった。

「いつも通りお早いですね、小野田先生」

「いや、牧村先生も変わりませんなぁ、よろしければこちらへどうぞ。ちょっとお話でもしませんか」

小野田が向かいの席に誘うと牧村はそのまま腰を下ろし、ふたりはそのまま話し始めた。

「先生のところは、大分調子よくなってきたと評判ですよ」

「理事長が替わっててこ入れしてくれたおかげで、本当にしばらくぶりですが収支が黒字になりましたからね」

「土地や建物もファンドから取り戻したそうですね」

「家賃が法外だったんですよ。年間売上げの1割以上持って行かれて、どれだけ頑張っても火の車が続いてましたから」

「それはたしかに無理だ」

「大谷先生も罪なことしましたね」

「まあ、ご本人にはそんなつもりはなかったと思いますが、残された方はたしかに苦労しました」

そういいながら、小野田はじつは大谷のことを憎めなかった。人間的にはどちらかといえば嗜好があっていたからだ。

「いずれにせよ、ここからが正念場だと思ってますよ。私も必死で働かないと、せっかくの黒字転換もたった1期だけだった、なんていうことになりかねません」

ハハハハハ、ふたりは大きな口をあけて笑った。

会合はいつものように滞りなく終了し、17時からは席が変わって懇親会が始まっていた。この地の酒席は目上の人間には多少辛い。後輩は積極的に一献勧めるのが礼儀、勧められた側は必ず飲み干すのが礼儀ともいう。もっとも生まれつきか、アルコールはなんであれ美味く味わえる体質の小野田にとってはこの習慣も少しも苦にはならなかった。

その晩も、医師会の若手が次々と彼の前にやってきては杯を勧め、いい気分で対応していた小野田だったが、隣席の牧村がふと気がつくと、なんと青い顔をしている。

「どうしました、小野田先生。まさか気分でも悪いのですか？」

冗談めかしていったつもりだったが、これに応える小野田の声は切れ切れだった。

「いや、どうしたんだろう。ちょっと、めまい、そうめまいが……」

そのただごとではない様子に、すでに大分酒宴の進んでいたその場の医師たちはすぐに救急車を呼ぶことにした。ところが、なんとそのまま運び込まれた病院のベッドで小野田は息を引き取ってしまったのだった。

小野田副理事長を悼む

祭壇に飾られた黒いリボンの小野田の写真は、にこやかに微笑んでいた。まだ、62歳。内科医として円熟の段階に入り、それまでの豊富な臨床経験を通じて身につけてきた知識やノウハウは、なにものにも代えがたいものとなっていた。その日、柏原理事長が弔辞として述べた言葉は、いなくなった小野田が病院にとってどれほどの存在感を持っていたかをしっかりと物語るものだった。

そんな弔辞とは別に、風二の頭のなかでは、小野田が亡くなる数日前に確約してくれた改革へのバックアップと全面協力への言葉が何度もよみがえっていた。

「小野田先生なら、黒字で緊張が緩み、いろいろな思惑が動き出した院内をしっかりまとめ直すことができた。それに一番成功に近い新規事業もローンチ寸前だったのに」

焦燥感に駆られた風二は、何列か前の席に腰を下ろした美山の横顔を盗みみた。亡くなってからちょうど1週間、週末に執り行われた葬儀には柏原をはじめとした理事の全員、木村院長や副院長たち、消化器内科の医師や看護師ばかりではなく、所属を超えた病院の関係者が数多く列席していた。故人が現役の医師だっただけに葬儀は大勢の人であふれ、厄落としの場にもテーブルがいくつも並んでいた。


「高井！　お前もいたんだ。こっちへ来いよ、早坂先生もいるからさ」

声をかけてきたのはほぼ同年代、病院へ入ったのも同じころだった前野《まえの》良太《りょうた》だった。内科病棟の看護師で、いまはたしか血液内科で早坂医師の下にいたはずだ。

「先生、ご苦労さまです。前野、お前も小野田先生と関わりがあったのかい？」

「ああ、先生がうちに来られたころ消化器の病棟でいろいろ教えてもらったんだ。それにしても驚いたな、ねぇ先生」

早坂医師が応じる。

「理事長を別にすれば、内科で一番実力も影響力も大きかった方だからね。紺屋の白袴なんだろうか、けっきょく原因ははっきりしないんだろう。ところで高井くんはどこで世話になったんだっけ」

「経営改革の担当を仰せつかっているものですから、とくに内科全体に関わることなんかでけっこうお話をさせてもらいました」

「ああ、それね」

口調が少し冷ややかになった。

「小野田先生はけっこう新しもの好きで好奇心旺盛、交際家だったから経営改革も面白がってたけどね」

「そうそう先生、現場はなんだか追い立てられるようで大変ですよね」

「それにあとから始まったあの池内くんの――」

そういって早坂は、向こうのテーブルで大村事務長たちと一緒にいる経営管理局長を示した。

「目標至上といった指示でよけい混乱する」

「病棟だけじゃないけど、現場でのやり方はやっぱり一番近くにいる人間に任せて欲しいですよね。そこだけはお前が一緒にやってた美山さんの指示の方が納得できたかな」

「ただ、彼女ももともと医療従事者じゃないから、この仕事に関する感性が違う」

「先生、そういって切り捨てるのは良くないですよ。うちの科だって実際収支が改善したじゃないですか」

「まあ、たしかにそこは評価できるがなぁ」

ここのところ、いろいろなところで耳にする類いの話に方向が向いてきた。

「先生、ちょっと向こうにも挨拶してきますんで失礼します。前野、またな」

この手の話を全部引き受けてうまく納めてくれるといった、あの日の小野田の顔が再び風二の脳裏によみがえった。

新規巻き返し

突然の小野田の死去は病院内に大きなショックを与えた。ただ患者の健康、なかには生命に関わることとさえ普通の医療行為に関しては、ほんのわずかな遅滞も許されない。小野田が責任者を務めていた消化器内科では、部下だった医師たちと看護師が自主的に対応を協議し、一時的に診療科をみることになった柏原に診療の方針を提案、すぐさま了承された。ここでも小野田が率先して実行してきた部内ミーティングがしっかりと根付いていたことが不幸中の幸いとなったのだ。もちろん、別の意味でその死に一番ショックを受けた美山と風二も、この1週間手をこまねいていることなど、許される状況にはなかった。

ショックが広がる院内の調整に忙殺される柏原にとってもらったわずかな時間のなかで、簡単な打ち合わせだけ駆け足で済ませた。ただ、慌ただしいなかでは、改革への逆風が強くなりつつあること、その対策の切り札として小野田の全面協力を得た直後の逝去だったこと、そしてそれに伴っての対策案についての簡単な情報共有がやっとだった。そこで再度のミーティングを入れたのが、葬儀終了後の月曜18時だった。

「小野田先生が御逝去されたことは大変残念です。ただ、彼が改革に前向きだったこともあって、緩みがちだった院内の空気が一気に引き締まったんじゃないでしょうか」

柏原はそういって美山と風二を迎え入れた。

「その通りですが、先々週お話ししたプランは変更を考えなければなりません。実質的な部分でとても痛いのは、介護事業の進展が遅れざるを得なくなるところですね」

「新事業に関しても、ソフト系の部分は担当部署のヒューマンパワーに大きく左右されてきますから」と付け加えたのは風二だった。

「君たちが熱心になってくれるのはうれしいんですが、実際のところ、うちはどうにか峠を越えられたんじゃないでしょうか」

理事長！　その認識は甘い!!　――その言葉を風二はどうにか飲み込んだ。

「柏原先生、ハードとソフトはクルマの両輪のようなものです。病院の買い戻しのときもそうでしたが、表からみえる部分は先生たちにご活躍いただいていますが、Ｍスターファンドさんが協力に転じられた要因は、柏原先生が火をつけた院内改革が実際の数字に結びついたからということだとお聞きしました」と美山。「黒字が出たのは結果です。その結果につながった仕組みを緩めては意味ないんです」

「院内各部、日常の動きは特段目立つようなところはないかもしれません。ただ、海流のようなもので、実際にはとてつもなく強い力を持っています」

風二の言葉にも強い意思がこもった。

「なるほど、私もついつい大谷先生のようにあやふやな感覚で物事を判断してしまうところだったかな。せっかくだから、ここでもう一度頭の棚卸しに付き合ってもらえませんか」

そう応えて柏原は分厚い資料をテーブルの上に広げた。

「たしかに退院の可否を決めるのは相変わらず主治医のまま。ただし、退院〝日〟の決定権限は病棟の看護師長に移し、この師長たちが毎朝集まるベッドコントロール会議で転棟、退院を決定できるように変更した。それによって病床稼働状況が格段に安定――これは全ての看護師長が経営と質の両方を考えたベッドコントロールを実施してくれた賜物なのですね。もちろん、各診療科の先生たちがＤＰＣのⅢ期に入ることがないよう、早期の治癒に向けて努力してくれたということも効いている。経営数値が大幅に向上してきているのはこれら現場が経営意識を持ってくれた結果である、君たちはそういいたいわけですね。わずかな時間でここまで改善してきたのには、たしかに目に見えない部分での要素を考えないと説明がつかない……」

実際、具体的な数字はどこへ出しても恥ずかしくないものだった。たとえば入院に関する数字では、柏原が来る前の平均在院日数16・9日が4日以上も短縮し、病床稼働率に大きく影響する紹介率・逆紹介率もそれぞれ60％が80％、37％が60％へと大きく改善していた。

「ただ、その分、現場には負荷がかかっているでしょう。いつまでも無理をさせるのも……」

「僕らであればまだまだやれます」

風二はここしばらく考えていたことを一気に吐き出した。

「負荷があってもいいんです。自分自身で納得できるものであれば、進んでそれを取りに行くぐらいの気持ち。それは院内のいろいろなところでも聞いてきました。誰でも同じだと思いますが、自分の頭を使い知恵を絞って考え出したことをやるための負荷はいやじゃありません」

より冷静に美山がフォローする。

「プラスに働くストレスとなんの役にも立たないストレスがあります。いまこの院内で起こっているのはプラスの負荷を根付かせる試みです。それぞれの組織が与えられた目標ではなく、自分たちで目標を考え出し実現するために試行錯誤している最中。ここでその動きを止めてしまうのだけは防ぎたいというのが私の気持ちです」

「それを理解して応援していたのが小野田先生だったということですか。しかし、彼がいなくなってしまった状態から新たにリーダーをみつけるのは難しくないですか」

「先生、僕らはそれほど頼りなくはありません」

「きっとお気づきでしょうが、部門別収支管理からスタートした現場主義は、もう院内のいたるところで芽吹いて、いいえ実も結ぶようにまでなってきました」

草の根の実例

そういわれて柏原は思い当たった。

「たとえばこの前の辻岡先生の提案などもそういうことですね。草の根という言葉につられて、ついつい下からの現場の声のような気がしていましたが、考えてみればあれも辻岡先生ひとりで考えたことじゃないでしょう」

「担当される循環器領域の医療高度化を進める内容でしたね」

柏原が思い出した会話は、循環器内科の改革プランを持ってきた辻岡副院長とのものだった。

その手には、経営企画との何度かのやりとりでブラッシュアップされたプランが握られていた。

辻岡はいった。

「いや柏原先生、思い違いしてました。私のところはうちでは間違いなく稼ぎ頭ですから、ついついこのままでいいと思いがちでした」

「なにか数字が出てきましたか」

「医療は数字じゃないといっても、そこはやはり無視できない。私のところの診療単価は、1日あたり6万円といったところです。ところが熊本SK会の先生に聞いたら向こうは10万円を超えるといわれまして」

辻岡はいい意味で挑戦的な医師だ。トップクラスだと信じていた自分の部門の1・7倍近い収益をあげているところがあると聞いた途端、その気持ちに一気に火がついた。

「センター内でその話をしたら、みんな乗ってきましてね。まず、目標を循環器領域の医療高度化に定めて意見を出し合い、具体的な取り組みを2つ考えました。在院日数の短縮と新規入院患者獲得です。これまで病床の稼働率に引っ張られていたものを診療単価へと変えることにしました」

患者への負荷の少ないインターベンション治療でも、これまで3泊4日というのが当たり前だった。それを風二から提示されたベンチマークを参考にして2泊3日へ、まる1日短縮できるようにしたいという計画。同時に患者確保では地域医療連携課にも協力を要請し開業医との連携コラボレーションを強化するというものだった。要望が具体化すれば、自ずと対応策が定まってくる。辻岡はＤＰＣデータを用いて効率的に他病院との乖離を探り、同時にその解消に向けた取り組みを探ると説明した。また、患者獲得ではやはり地道な広報活動が大切だという。

「広報をやっているんだと気持ちを切り替えるんです。学会や地域の医師会から医療メーカーまで、要は上山総合病院を知ってもらわなければだめ。医療はサイエンスの一種ですが、経営にもこの要素がある。数字を用いて事実をありのままに把握し、それに適切に対処していくことが重要と、そんな当たり前のことを部内ミーティングのなかでしっかり思い出しました」

そう話した辻岡は最後にこう付け加えたものだ。

「一応責任者なんで私が話していますが、うちの科は全員レギュラーです。補欠はいません。ヒーローは何人いてもいい。危機感が循環器内科をそう変えてくれました」

ここまでの内容は部門内で責任を持って実施するので、これを拡大し、そこから派生する病院全体の課題を考えて欲しいというのが、彼が理事長室へ足を運んだ理由だという。

たしかにそこで提案された内容は、柏原の病院改革にとってもいずれ直面しなければならないと考えられるものばかりだった。

そこには人的資源を高度急性期に集中投下することを目指す７１９床の病床数の再配分があった。

在院日数の短縮と新規入院患者の増加は、病棟の入退院という最も看護師に負荷がかかる業務が増加することになる。このためこれまでの７：１看護の配置基準以上の看護師を配置することが欠かせなくなる。また、心不全などの慢性期の患者をそのための施設、地域包括病棟や医療療養病棟に誘導する方針検討もあがっていた。そのプランは緊急避難的なものというより病院全体の将来像にも関わるものであったから、辻岡のプランはケアミックス型総合病院の性格の捉え方にまで及んでいた。

実際に病院内では、これまで存在しなかった新たな意思決定の仕組みが動き始めていた。

全体が進むべき方向は法人経営会議が示す。ただし、その方向性実現のための方法は、個々の部門がそれぞれに責任を持って実行すべきだ、という当初から柏原が漠然とイメージしてきたものに近い。ただ、辻岡の循環器内科を筆頭に、看護部やリハビリテーション科、あるいは柏原自身が責任者を務める糖尿病内科などからそれぞれ特徴的な経営計画が集まってくる現実がいま目の前にある。柏原は改めて、自分の蒔いた種が予想以上の果実を宿していることに驚いていた。

医薬品・医療材料の価格交渉

事務局に新しいメンバーがふたり加わった。池内の推薦で医事課長として招かれた谷内郁也《たにうちいくや》とこれまで専任のいなかった購買部門を一から構築するために選ばれた五木正次《いつきまさつぐ》だった。

じつは柏原が当時の病院メンバー全員に対して「破綻」という言葉を使った平成26（2014）年から3年も前、大谷時代最晩年の平成23（2011）年には創業院長の病院拡大経営は完全に行き詰まっていた。運営資金の調達に窮した結果のひとつが、Mスターファンドへの病院売却であったわけだが、同時期に病院はもうひとつの厳しい選択を迫られていた。医薬品や医療用品調達の一本化である。資金繰りが厳しい病院の悲しさで納品から支払いまでの期間、所謂《いわゆる》支払いサイトを6カ月以上とすることが避けて通れない状況だった。そのような支払い条件を飲んでくれるディーラーは当然多くなく、けっきょくすべてを1社に任せるという条件でA社が取引先となった。

ただ、それは苦渋の選択でもあった。なにしろ、調達先を1社に絞り込む代わりに競争原理が一切働かなくなってしまう。しかし、その後も病院経営が改善することはなく、上山総合病院においてはこの1社独占が当然のことになってしまったのだった。

その不自然さに気づいたのはやはり柏原だった。理事長就任が内定すると事務長から数年分の会計書類を届けさせ、チェックするなかでみつけたのは、事業収益に対する家賃地代が占める割合の高さ、そして薬品と医療消耗品費が高止まりしている点。病院本体の問題にめどがついた時点で、次に大なたを振るうのがこの部分になったのは当然の流れといえた。

購買課長としてやってきた五木は、登場するやいなやこの職場を紹介してくれた大村事務長の肝を冷やさせるような発言で大物ぶりを印象づけることになる。

「定価で仕入れるなんて昭和時代じゃないんですよ」

「いやいや、うちはずっとそれでやってきたし、ディーラーさんともツーカーでやってられるから」

「それは止《や》めましょう。やっと黒字確保したばかりですよね。生き残りをかけて部門で独自収支出すくらいなんですよ」

そういうだけのことはあって、行動力と仕事量でも彼は群を抜いていた。そんな姿をみていた美山がセッティングしたのが理事長との面談だった。

「理事長先生、私にやらせてください。だいたい、価格交渉がなくってディーラーのいい値で納入する病院なんて、いまどき、本当にあり得ません」

「やはり奇妙だと思いますか。ただ、これまでそんなタフネゴシエーションができる人間がいなかったのです」

「そんなことをおっしゃっているうちに、病院が立ちいかなくなったら元も子もありませんよ。事前に必ず相談、事後には報告はしますから、任せてください」

風二のときと同じように、会見のはじめから五木には見所があると見抜いた柏原は、その場で五木に交渉の全権を与えると同時に、事務局内でも自由に動けるようにと大村事務長に指示を出すことにした。

理事長室から戻る途中で五木はさっそく美山を問いただす。

「お墨付きをもらったんで最初に確かめたいんですが、前期の黒字は本物ですか？　同じように今期も黒字になるかどうか教えてください」

「単刀直入な質問ですね。同じように答えます。

大丈夫、今年も黒字です。ただ、去年と同じことができれば、というところだけ条件をつけさせて。でもなにを考えてますか？」

「ディーラーが1社になったのは、1社しか残らなかったからだと耳にしました。でも、こちらが黒字を達成できるならやり方がある。交渉ごとはしっかり自分の状況を把握することから始まるんですよ」

　これまでこの病院にはいなかったタイプの人材だと美山は思った。事なかれ主義で、どちらかといえば消極的サボタージュが板についた大村事務長が声をかけたと聞いたが、見誤ってはいけない。

「そうだ美山さん、ひとつだけは去年と違います。仕入れの単価は必ず下がりますから」


　数日後のことだった。大村が五木を呼んで苦言をいう。

「薬剤のディーラーさんから注意して欲しいって連絡が入ったよ。いくら理事長のお声掛かりでも、とつぜん『新しい見積もりを作ってくれ』はないだろう」

「事務長、少し違います。新しいどころかこれまで一度だって見積もりなんか作ったことないそうですね」

　そう話すと、五木は分厚いコピーの束を大村に示した。

「全国に流通している主要医療材料の納入価格を調べました。平均するとうちが入れているより数割は安くなっています。これって部門別収支にずいぶん貢献できると思うので、ネゴさせてもらいます。まあ今回のは軽いジャブですから、それほど気にされなくても大丈夫ですよ」

　すでにその時点では動き始めていたのだろう、しばらくして五木の手元にはしっかりした交渉材料が握られていた。上山総合病院への納入価格と全国平均対応分析一覧。そこまで準備して再度ディーラーとの交渉を開始した五木は、タフネゴシエーターの側面を如何《いかん》なく発揮した。

結果的には1社独占はもろかった。実際には病院サイドも、まだまだ体力的にそれほど力押しができるほどではなかったが、それでも新しく声をかけた別の2社との駆け引きが発生し、提示される価格は少しずつ下がってきた。

ただし、搦《から》め手からのプレッシャーもあったようだ。○○先生からの希望なのであのディーラーさんから仕入れてください、などというのはまだよい方で、なかには新しく声をかけたディーラーと五木の特別な関係を匂わせる内容が、ＳＮＳに投稿されるようなこともあった。

あるときなどは、病棟の看護師たちが連れだって事務局へやってきたこともあった。

「購買課の方にはどれも同じにみえるかもしれませんが、毎日利用する私たちにとってはほんの少しの違いが大事になります。慣れているものを使わせてください」

「看護師の方々にご苦労かけて申し訳ありません。ただ、新しい用品は3つの点でいままでのものよりいい。ここにまとめてみました。そして4つ目。納入価格が16％も割引です。その分は病棟の収支に反映されますから、ぜひこれに慣れていただけませんか」

それからは次第に不満は聞かれなくなっていった。

数年のうちに同じ医療材料でも、複数のディーラーから調達することが当然になった。その間、上山総合病院の事業収益は右肩上がりを続ける。しかし薬品と医療消耗品に関する費用はほとんど変わらなかった。これは単価ベースでの低下を意味する。さらにディーラーからのさまざまな提案も増えた。やはり競争は品質向上につながったのだ。

それは前職でも五木が経験してきたこと。しかし、最初こそ抵抗が強かったとしても、一度動き出して実際のメリットが明らかになるとともに、誰もが歓迎するようになる購買とは異なり、病院、いや医療経営の根幹に関わる美山たちの改革にはまだまだ波乱が待ち構えていたのだった。

骨抜きにされる努力

すでに日付が変わろうとする時間、風二の携帯電話に着信音が響く。明美からだ。

難しい院内調整に引っ張られてちょっと放っといたからな、と少し後ろめたい気持ちで通話ボタンを押す。とたんに、ちょっと泣き声の彼女が叫ぶようにいった。

「風二さん！　よかった出てくれて」

そういえば、ここ何日か病院でもすれ違いばかりだったし、着信履歴もそのままにしていた、

と思う間もなく、

「大変よ、風二さん異動だって」

「えっ、なんだい突然。そんな話まるで聞いてないし、だいたいなんで明美が知ってるんだ」

「だって、奥山さんが私がかわいそうだって教えてくれたの。うちから移る先輩がいて歓送会だったんだけど終わったあと、奥山さんに呼ばれて……さっき帰ってきた」


半分べそをかきながら、まだ興奮気味に彼女が説明してくれた話はこうだった。

看護師として、明美が大いに尊敬しているのが奥山副部長だという話は、ずっと聞いていた。一方の奥山の方でも、仕事熱心でかわいげのある彼女のことを気に入って、いろいろ世話を焼いてくれている。そんな副部長が、帰りが同じ方向になった明美を自宅へ誘ったという。

そこで出たのが、風二のことだった。そろそろ院内でも人事のうわさが流れるような時節になっていた。そんななか、今後の展開が期待される介護関連事業のてこ入れで、グループ内の上山ケアセンターの事務課長へ、という話が内定と聞かされたそうだ。

「課長ですか、偉くなるんですね！」

最初、明美は、すごい！　よかった、と感じたらしい。ところが、

「そうじゃないの、厄介払いよ」と奥山。

「もともとは医事課の谷内課長あたりから出て、直接の上司の池内さんや大村事務長も賛成してるから決まりだろうって。高井くんちょっと頑張りすぎたのよね。出る杭は打たれる、じゃないけれど、一所懸命なのはよく分かるわ。でも実際のところ、私たち看護部の仕事だってずいぶん大変になったし――」

「でも、風二さんのいまの仕事って柏原先生から直接ご指名だっていってました。それにコンサルタントの美山さんも困るんじゃないですか？」

「人事って結構ややっこしいのよ」

奥山が解説してくれたらしい。

「高井くんは経営改革プロジェクトの功労者でしょう。だから昇格という形でそれに報いる、しかも異動先はこれから力を入れなきゃいけないし期待されている介護関連。そういわれたら、理事長先生だって納得するしかないわ。

美山さんだって同じでちょうど契約の更新時期だそうよ。重いクルマを走らせるのに一番大変なのは最初に動かすとき。ローギアで力を使って、走り出したらセカンド、サードってシフトアップしていくでしょう。経営改革で黒字になったんだからあとは自分たちで。コンサルは本来のアドバイスに戻ってもらうのがいいって」

「外されちゃうんですか、美山さん」

「そんなことないわよ、彼女もうちを見事に立て直したっていう高い評価をお土産に会社に戻るの。キャリアには大きな箔が付くし、次はもっと大きな仕事を任されるわね。だいたい、こうなるのは既定路線でしょう。だからこそ大村事務長がいるのに、わざわざ経営管理っていう部門を作って外から池内さんたちに来てもらったじゃない」

「私、でも池内局長ってどうも苦手です。それこそ数字のことばっかりみたいだし、病棟の仕事の中身なんて少しも興味ないみたいだし」

「逆さからみてごらん。へんに口を突っ込まないし、病棟のやり方はそのまま認めてくれる。それに、やっぱり医療で一番大事なのは患者さん、っていってくれると私たちも仕事に張りが出るって思わない」

　ただ、明美は納得がいかなかった。部門別収支管理が大切だといわれて、最初のうちこそ戸惑った。なんで自分たちがお金のことまで気を回すんだろうと疑問を持ちもした。でも、工夫して病棟の仕事をもっと回していこうというミーティングは、これまでの申し送り中心の例会より仲間たちの声が聞けて勉強になったし、単純に楽しかった。

　そしてなにより、あんなに頑張っていた颯二が、仲間のはずだった事務局のなかで疎外されているらしいというのが悔しい、悲しい。そんな感情に駆られ、自分の部屋に飛び込むやいなや、自然と指が彼の携帯番号を押してしまったのだった。

そのころ、柏原は自宅の書斎でまたため息をついていた。上山総合病院に移ってきた最初のころは、無意識のうちにため息ばかりが出たものだった。それが最近は大分減ってきた。その間、初めての病院経営者としての役割を実際のところ自分は果たせただろうか。もちろん答えは出ていた。最初の目標だった赤字脱却には成功した。その温床だった高すぎる家賃問題にけりを付け、新たな稼ぎ口のめども立てた。「悪くない」、その通りだった。だがこれはどうだろう。

デスクの上から拾い上げたのは、その日の午後、大村事務長から渡された人事案のペーパーだった。何人もの名前が異動先と対になって記載されたなか、柏原の気分を重くするふたりの名前があった。

・経営戦略課 高井風二　　上山ケアセンター事務課長
・コンサルタント 美山裕子　　新規コンサルと交代を依頼

最初に目を通して不審に思った柏原に、大村はそれしかないような口調で説明した。

「理事長先生の意図を見事に体現してくれたふたりには、しっかり応えてあげるべきです。高井くんは一気に課長に抜擢して、ここで身につけたことをケアセンターで発揮してもらいます。上司の池内くんからの強い推薦もあるので、必ず期待に応えてくれるでしょう。もちろん、私も高井ならやってくれると信じています」

自分が最初にみつけ出した、という気持ちがあるだけに柏原は少し寂しかった。

「美山さんについては、うちに縛り付けておいてはかわいそうですよ。一番実力を発揮してもらう段階は過ぎました。大成功の評価を手土産に本社へ帰れば、昇格とうち以上にやりがいのある次の役割が待っています。彼女はもっともっと活躍できると思います」

いつまでも祭りは続けられないな。あのふたりは本当によくやってくれた。私のわがままで手元に縛り付けていてはたしかにかわいそうだ——そう考えて柏原は胸の底のわだかまりにけりを付けた。

行き場を失う風二

風二の憂鬱な日々が始まっていた。明美からの夜中の電話の翌日、特別に時間をとってもらい話をした美山の反応は予想外のものだった。本音をいえば、一緒に対策を考えて欲しかった。

ところが、

「あら…………でも、柏原先生もご存じなのよね。それに私の契約も満了ってことかな、きっと」

それでいいんですか、と詰め寄る彼に、

「〝とかく人の世は住みにくい〟って漱石よ、知ってる？　それに風二くんは課長さんになるんだからお給料も上がって、いよいよ明美さんと一緒になれるんじゃない」

拍子抜けだ。

「ドライなんですね、美山さん。一緒に仕事させてもらっているときもそう思ったけど。この病院もあなたが自分の力を発揮する実験台だったんだ！」


その日から風二の毎日は、夕暮れの病院正門で柏原と出会ったとき以前のように戻ってしまった。ここ数年の熱血漢・高井は姿を消し、どんな仕事もそつなくこなすが特段のコメントもなくほとんどの時間をデスクで過ごす職員が登場した。

一度は、柏原に直訴だ、とまで思い込んでいた気持ちも萎え、院内には、今週は高井さん来ないな、風邪でも引いたのかしら、という看護師たちもいた。

「こんな書類回さないでくださいよ！」

向こう側のシマでは五木が医事課長の谷内に食ってかかった。

「いやこれは窓口がまとめたものだから」

「それをチェックもせずに流すなら、谷内さんの仕事はいったいなんですか」

「悪かった。ちょっと部下たちを信じすぎてたから。すまん」

「こういうミスいくつか続きますけど、部内ミーティングで防ぐアイデア出ないのかなぁ」

「うちは信頼第一だから、まずそこからなんで……」

以前であれば、そんな話が耳に入ればすぐ彼らのところへ飛んでいったのが風二だった。ただ、今日は聞いているのかいないのか、表情ひとつ動かさずパソコンの画面をみつめている。パーテーションの向こうにいるはずの池内や大村から声がかかることもないし、まして美山は昼の時間は院内のどこかを回っているから、ふたりのやりとりはそのまましばらく続いた。

経営は健全化したのだろう。実際、いま手元でまとめている試算表の数字も悪くない。130億円の壁をずっと越えられなかった事業収益は、柏原理事長の就任二年目でそのハードルを突破して以来伸び続け、150億円の大台も視野に入ってきた。一方の事業経費の伸びは抑えられていたから、病院の事業収支はようやく安定したものになってきたといっていい。

「でも、本当にこれでいいのかな」、一瞬、脳裏をよぎったそんな疑問を、風二はムキになって消し去った。

「どうせ頭を使うなら介護事業、新しい職場のこと。そうだよ、課長になるんだし」

しかし、そう考えてみても少しも気分は晴れなかった。

「辞めちゃおうかな、もともと病院で働きたいと思ったわけじゃなかったし」

たしかに、彼がここに就職したのは偶然が重なったからだった。経営を勉強したのも、その知識があれば仕事には困らないだろうという消極的な理由からだった。

「なんだか、急にハリがなくなったな。けっきょく病院しか知らないから、なにかほかの職場で面白いこと探すのも悪くない」

けっきょく、その日のうちに済ませるはずだった試算表用の数字まとめをやり残したままで、風二は定時に席を離れた。

そして改革は草の根から復活

春の人事異動発表だった。部署を移ったり昇進する場合、一般には事前に内示があり、当日は直属の上司から辞令が渡されるものだが、なぜか風二は理事長室に呼び出されていた。

「いまさらなにをいわれるのだろう」

と多少戸惑ったものの、一応、しっかりとネクタイを締め直して柏原のところへ向かった彼は、ドアの前で一呼吸するとノックをして部屋へ入った。

「失礼します」と下げた頭を上げると、正面のデスクに柏原理事長が腰を下ろし、その両脇に木村病院長と大村事務長がいた。そこまでは当たり前のこと。ただし、部屋にはほかにも先客がいた。

同じように異動の辞令をもう受け取ったのだろうか、脇のソファには、コンサルタントの美山をはじめ、ＩＣＵの吉岡師長と臨床工学の伊東課長、そして意外なことに購買課長の五木が腰を下ろしているではないか。

「あれっ、時間間違えて遅れたかな」と思ったほど、正面の大村事務長は難しい顔をしている。部下の監督がなってないと思われかねないといった風で、風二をにらむ視線が険しい。おもむろに柏原が口を開く。

「じつは美山さんがコンサルタントを辞められることになった」

知ってますよ、本社に戻るんですよね、と思った風二は、斜め横の彼女にわずかに視線を投げる。あれっ、笑ってる、美山はちょっとおかしそうに微笑んでいた。

「一緒に頑張ってきてくれた高井くんには、主任になってもらいたい」

「えっ課長じゃないんですか？」

「おいおいそれは一足飛びでしょう」と柏原が笑う。

「すみません、たしかケアセンターの課長だと思ってたんですが……」

「ああ、そういう話もあったんですね。ただ、院内から総スカンを食らいましてね。私も木村先生も責められました」

木村院長も付け加えた。

「事務長にも相談したんだが、そこまでいわれるなら課長じゃなく主任でも仕方ないだろうといってくれた。直属の上司の頭ごなしというわけにはいかないんだよ」

再び、柏原が話を引き取る。

「そういったことで、君にはこの本院事務局で主任になってもらいます。もちろん、主務は相変わらず経営改革担当です」

「あぁ……でもそうはいってもひとりでやるんですか。まさか、池内局長の直属とか？」

「なにをいってるんですか。さっき美山さんがいまの会社を辞めて、うちに来てくれることになったって説明したでしょう」

美山から鋭い指摘が入る。

「いいえ、おっしゃってません。私がコンサルを辞めるとおっしゃっただけでした」

「おや、そうでしたか。すみませんね。高井くん、美山さんにはうちに経営改革の顧問として来てもらうことになりました。池内くんには実務の方をもっとしっかりやってもらい、改革の主務は君とふたりでやって欲しい。ただそうなると責任はずっと重くなるから覚悟してください」

驚きの展開だった。

主任の辞令を受け取って理事長室を退出しようとすると、ソファにいた4人も同時に席を立った。

分厚いドアを閉めると同時に、五木が風二の肩をたたく。

「明美ちゃんに相談されたときには、ちっともいい考えが浮かばなくて困ったよ」

院内で使う薬品や診療器具のヒアリングで、最初のころの美山と同じようにほとんどの病院関係者と顔見知りになっていた彼を明美が頼ったらしい。

「そこから私、そして高井くんが自分たちのアイデアを必死にサポートしてくれたのを忘れなかった各部門やいろいろなところに話が広がったのよ」

吉岡師長が続ける。

「あまり自分が表に出るといけないといいながら、辻岡先生なんかも若手の先生たちに声かけてくれたわ」

中心になった五木たち何人かの間で、けっきょくは署名を集めるのが一番いいだろうという話になってからは早かった。美山と風二が院内を駆けずりまわって整備した草の根のようなネットワーク、リーダーがイニシアティブをとる部内ミーティングの団結力と、課長レベルの横のつながりが素晴らしい働きをみせたのだった。

「ただ名前を書いてもらうだけじゃつまらないって五木課長がいうから……」

「なんでもいいからって、コメントを付けてもらったら最高の要望書になった」

そこまで聞いて風二は、途中から非常に気になっていたことを、やっと口にできた。

「美山さん、本当にここに来てくれるんですか？」

「何度か柏原先生から声はかけられていたんだけど、なかなか踏ん切りが付かなくってね」

「ちょうどそこに俺たちが声をかけた」と五木。

「なんとか請負人、みたいな仕事は刺激的だけど、やはり最後の最後まで責任持つことが大切だっていう気持ちが強くなってきたところと重なったのよ。

『革命尚未成功』って孫文の遺言大好きなの。民主国家ができただけじゃ意味ない。草の根が広がったってその先で枯れてしまうかもしれない。しっかり病院全体にひげ根が広がるまでみないと安心できないから、それまで水を撒き続けることにしたわ」

　少し照れくさそうにそういって微笑む美山の声を聞きながら、なぜか風二はいますぐにでも明美に会いたいと思っていた。

コラム④　改革は次の段階へ

山本　昭二　関西学院大学　経営戦略研究科　教授

改革のスタートは危機感の醸成ですが、成果を出すためにはコストに手を付けることが必須です。ここでは、ようやく納入品の価格に手を付けています。こうした継続的な収益改善に繋がる試みは、組織内に軋轢を生むことも多いもの。取引先との関係とコストの削減のためには、その資材を利用する現場の同意を必要とします。オペレーションに影響する資材の変更には、抵抗感も大きく、影響も広範囲に及ぶからです。

こうした壁を一つひとつ越えていくことで、改革は強固な連鎖を生み始めます。ハーバード大学のヘスケットらは「バリュー・プロフィット・チェーン」として価値の連鎖が起こることで、従業員のエンゲージメントを高めながら顧客のオペレーションへの参加を生み出しつつコスト削減と質の向上を両立する連鎖の重要性を説いています。こうしたチェーンを回すためには、重要な指標間の関係を強化することと変化に対する肯定的な文化の醸成が必要であることを示しています。

幸いこの病院では、循環器科の副院長からも積極的な改革案が出てきています。多発的な改革の芽をどの様に伸ばしていくのかが、成長の段階に入ったリーダーの手腕が問われる点であることは間違いないのです。

あとがき

最後までお読みいただきありがとうございます。このストーリーは、実際に滋賀県草津市で医療活動を展開する社会医療法人誠光会の経営改善をコンパクトにまとめ、かつ多くの方に興味深くお読みいただきたいとの思いからフィクションを交え、小説風に構成したものです。本来の誠光会における経営改革と収支推移は186~187ページの表のようになっておりますので、皆様のご参考にしていただければと思います。

社会医療法人誠光会は、2006年、本編そのままに県下で2番目の病床数を擁する草津総合病院を開設しました。ただし、これは圏内の医療需要を上回る急性期病床数であったことに加え、病院経営は理事長や院長の専権事項で現場には無関係という従来からの文化も影響して、開設以来、一度として黒字をあげることのできない状況が続きました。その結果、当然のことのように運転資金にも影響がでることとなり、2011年にはついに資本の流動化に踏み切ることになります。そこで一息つける資金を得た当時の経営陣は、2014年に108床の急性期病床を地域包括ケア病床に転換するという大改革を実施しています。これにより急性期病床数は医療圏需要に適したボリュームとなり、慢性的な赤字体質を脱却するためのハード状況が整ったといえます。

同年五月一日に、新理事長が就任され、現場職員を巻き込んでのソフトを中心とする経営改善がスタートすることになりました。本編でも紹介しましたように部門別の収支を公表し、部内ミーティングを中心とする現場主導の経営改善が進んでいく中で、『稼働率重視から入院単価重視への転換』や『診療技術部門を中心とした各種指導件数の増加』といった従来の院内常識を覆す結果が生まれ、大小様々な改善が進行したのです。このハードとソフトが両輪となった経営改善の効果は非常に顕著で、２０１４年２月から直近の２０２０年２月までの6年間、医業収入は増加を続けました。その初期段階である２０１５年には、こちらも本編で紹介した流動化資産の買い戻しが行われています。

この誠光会の経営改善施策を個別にみれば、それらはいずれも多くの病院で実施されている内容で、とくに目新しいものや画期的なものはひとつとしてないように感じられるかもしれません。強いてあげれば担い手が異なります。つまり、これらの改善施策を現場が自ら考え、実行したということが他病院との最大の違いだといって間違いありません。多くの病院では経営層が現状を分析し、目標の数字などを現場に指示をしていることがほとんどでしょう。しかしこれでは、所謂〝やらされ感〟だけが蔓延する温床となりかねません。その結果、改革がうまく進まないのです。

誠光会は違いました。多くの職員が当事者意識を持って病院経営に参画し、一人ひとりが少しずつできることをやった結果、見事に経営を立て直すことができたのです。真の経営改善とは、まさにこういうものではないでしょうか。そこが本書のキーといえます。この点を感じ取っていただき、最初のきっかけを作った作中の理事長のように現場を巻き込んだ改革に挑戦される病院が一カ所でも増えることを願ってやみません。

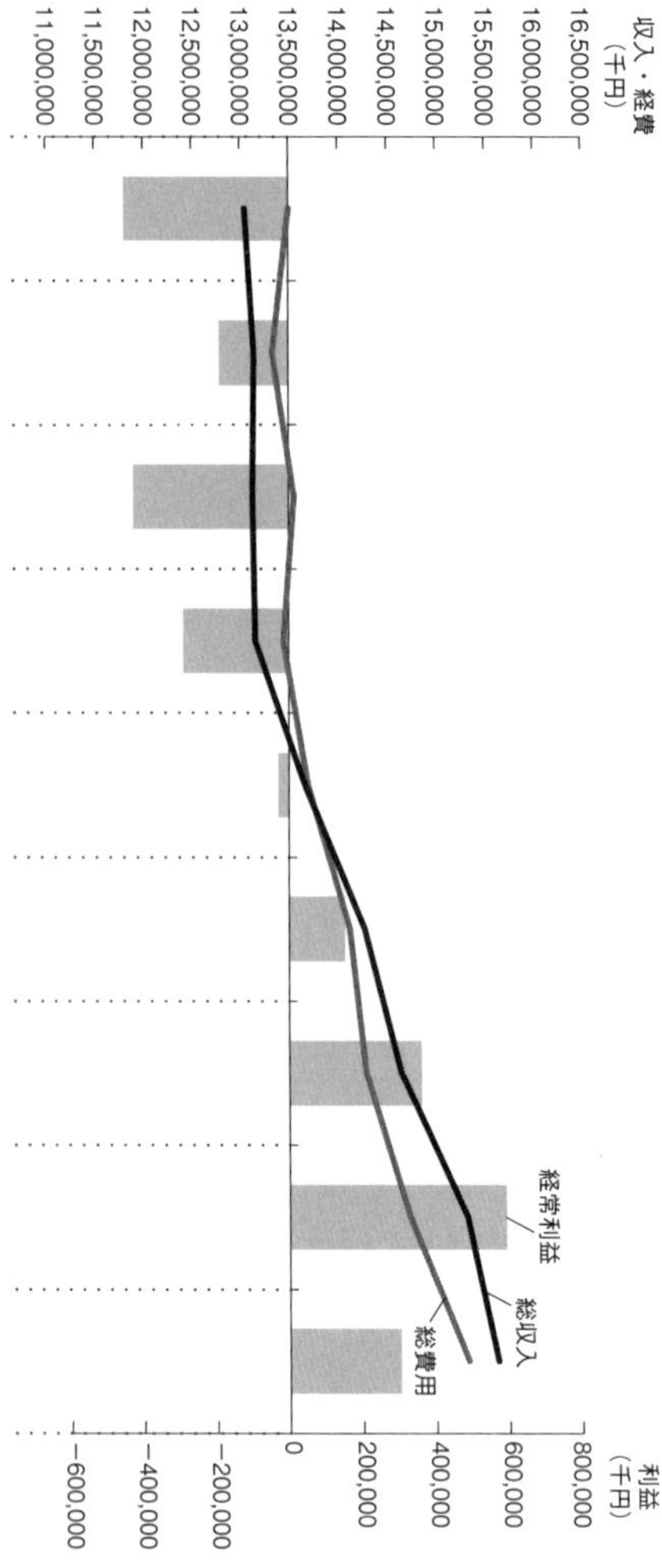

1975年度	2006年度	2008年度	2010年度	2011年度	2012年度	2013年度	2014年度	2015年度	2016年度	2017年度	2018年度	2019年度
• 水野外科医院開院 （40床）	• 草津総合病院開設 （719床）	• 社会医療法人認可（全国2番目）	• 7：1看護配置 • がん診療支援病院認可 • 債務リスケジュール	• 資本の流動化	• 草津看護専門学校開校	• 地域医療支援病院認可	• 5月1日新理事長就任（新執行部体制発足） • 急性期病床を地域包括ケア病床へ（108床） • 地域医療サポートカー • 柏木理事長就任 • 病院内環境整備 • 看護部長の交代 • ベッドコントロールの強化 • 日本医療機能評価受審	• 職員全員に「変革への挑戦 Challenge & Change」を活動方針として提示 • 理事会構成員変更 • 医師給与体系改定 • 経常黒字 • 資産の買戻し	• 法人内組織変更 • 部門別収支を公表 • 部内ミーティング開始 ◦ 稼働率重視から入院単価重視の経営へ ◦ DPCⅠ・Ⅱ期割合を65%以上にする ◦ 救急・紹介の取り組みを強化し、新入院患者の増加（2016年：新入院800名/月以上、2017年：新入院830名/月以上） ◦ 手術件数の増加（2016年：手術件数310件/月、2017年：手術件数320件/月） ◦ 外来検査件数を増加 ◦ 服薬・栄養等各種指導の件数を増加 • リーダー研修/診療部長勉強会 • 新人事評価制度構築 • 診療科の充実 ◦ 脊椎外科（2017年8月～） ◦ 心臓血管外科（2017年11月～） ◦ 呼吸器外科（2017年11月～） • 誠光会　医療・介護安心ロード策定		• 6月1日新執行部体制発足活動方針「新機軸への挑戦 Challenge to Innovation」	• 病院分離に向けた取り組み

※小説対象期間

社会医療法人誠光会における経営改革と収支推移

用語説明

1．資本の流動化

不動産などの資産を売却や証券化して現金に変えること。不動産はその名の通り現金などの流動資産と違って保有するだけでは利益を生まない。一方、売却などでキャッシュフローに変えれば負債返却や事業投資資金として活用することができる。収益を生まない資産を「持つ経営」から、身軽になった「持たざる経営」へと方針転換し、そこで得た資金を成長投資に活用する事業戦略を行うための代表的で有効な選択肢と考えられる。

2．社会医療法人

公益性を条件として都道府県知事の認定を受け、医療事業のみにとどまらない比較的幅広い事業を展開できる医療法人。経営透明性の高い民間医療機関に地域の医療計画への参画と公益性の高い医療提供を促すことを目的として認められ、社会医療法人は救急医療、精神科救急医療、災害医療、周産期医療、へき地医療、小児救急医療を提供する一方で、一般の医療法人よりも幅広い社会福祉事業の運営や収益事業を行うことができる。

3.ケアミックス病院

一般急性期病床に加え、療養型病床や精神病床を同時に持つ病院のこと。複数の病床機能が同一の病院にあることで、急性期医療から慢性期医療に及ぶさまざまな状況に対応できることが特徴といえる。急性期病院と慢性期病院はそれぞれの役割が分かれ、通常、患者は容体や回復状況に合わせて転院することになるが、ケアミックス病院であれば手術から術後のケア、療養、最終的には看取りまでを転院することなく一貫して受容できる。

4.地域包括ケア病棟

在宅・施設療養から緊急入院した場合など、急性期治療終了後に直接在宅や施設へ移行するのに不安があるような患者に対し、特定の病名に依存することなく在宅復帰に向けて診療、看護、リハビリを実施するための病棟。通常60日を限度に在宅復帰支援計画に基づいて、主治医、看護師、リハビリスタッフ、在宅復帰支援の医療相談員などが連携して効率的な在宅復帰支援を実施する。

5．サポートカー

医師（ドクター）が同乗して事故の現場や重症患者のもとへ直行する緊急車両のドクターカーと異なり、救急車を呼ぶほどではないが病院への受診がむずかしい高齢患者を看護師が同乗して病院へ搬送するクルマをサポートカーという。民間病院などの場合、患者搬送用に待機し、一般的にはかかりつけ医などの要請に基づいて出動、現場到着時点で看護師が重症と判断した場合は消防局の救急搬送に切り替える。

6．DPC

急性期入院医療を対象とした包括医療費支払い制度方式のこと。診療報酬を診療行為ごとの点数で計算する従来の医療費用とは異なり、基本は病名や手術、処置等の内容に応じた1日当たり定額の医療費をもとに医療費を計算し、手術など医師の専門的な技術料部分にのみ従来どおりの出来高評価を行うというもので、入院医療の医療費は定額分と出来高分の合計となることで費用の目安が分かりやすくなる。

〈著者紹介〉
佐藤　篁之（さとう　ひとやす）
旧南部領県北出身。慶應義塾大学卒業後、レコード会社／出版社勤務を経て独立。ジャーナリズム／評論／編集活動の傍ら文筆業。著作／翻訳に『「満鉄」という鉄道会社』『ポラロイド・ドゥ・ジュンヌ・フィーユ』など。

赤字病院《あかじびょういん》　V字回復《ぶいじかいふく》の軌跡《きせき》

2021年4月28日　第1刷発行

著　者　　佐藤篁之
発行人　　久保田貴幸

発行元　　株式会社 幻冬舎メディアコンサルティング
　　　　　〒151-0051　東京都渋谷区千駄ヶ谷4-9-7
　　　　　電話　03-5411-6440（編集）

発売元　　株式会社 幻冬舎
　　　　　〒151-0051　東京都渋谷区千駄ヶ谷4-9-7
　　　　　電話　03-5411-6222（営業）

印刷・製本　シナジーコミュニケーションズ株式会社
装　丁　　江草英貴

ISBN 978-4-344-93316-3　C0034
幻冬舎メディアコンサルティングHP
http://www.gentosha-mc.com/